Marianne Niederer

INPUT Ernährung / Baby
Gesund von Geburt an

Natürliche Anfangsnahrung
ohne Fleisch und Milchprodukte

Wichtiger Hinweis
Die in diesem Buch angeführten Informationen und Forschungsergebnisse sind sorgfältig recherchiert und nach bestem Wissen und Gewissen wiedergegeben. Dennoch übernimmt die Autorin keinerlei Haftung für Schäden irgendeiner Art, die direkt oder indirekt aus der Verwendung und Umsetzung der Angaben oder Vorschläge in diesem Buch entstehen. Die Informationen sind in erster Linie als Anregung zur Weiterbildung gedacht. In keinem Fall ersetzen sie die Betreuung durch einen Arzt im Krankheitsfall. Die Umsetzung der Ernährungsvorschläge für Säuglinge und Kleinkinder sollte mit dem Kinderarzt abgesprochen werden, wenn krankheitsbedingt Bedenken bestehen.

Bibliografische Information der Deutschen Nationalbibliothek:
Die Deutsche Nationalbibliothek verzeichnet diese Publikation in der Deutschen Nationalbibliografie; detaillierte bibliografische Daten sind im Internet über http://dnb.dnb.de abrufbar.

www.input-ernährung,de
Fotos: © Erwin Niederer
Covergestaltung: Pia Rebhorn - www.Piartwork.com
Lektorat, Layout, Satz : Erwin Niederer
Grafik/Löwenzahnblatt: Oliver Staesche

Herstellung und Verlag: BoD – Books on Demand

ISBN: 9783848227990

Inhalt

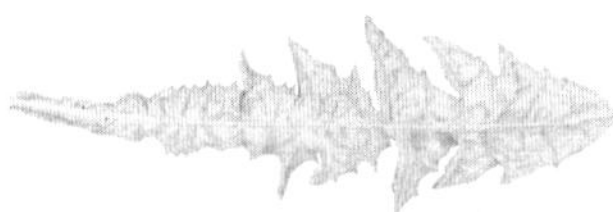

Vorwort

Wenn wir Nahrung zu uns nehmen, dann hat dies vielfältige Auswirkungen, die uns in der Regel nicht bewusst sind.

Am ehesten denken wir daran, dass Essen etwas ist, das tiefgreifende Folgen für unser eigenes Wohlbefinden und unsere Gesundheit hat - für den jeweiligen Tag und für unser ganzes Leben.

Eher selten denken wir daran, welches System wir unterstützen, wenn wir unsere Lebensmittel wählen: Ob wir durch unsere Wahl das Netzwerk der industriellen Nahrungsmittelproduktion stärken, das wie kaum ein anderer Faktor das Antlitz der Erde zerstört, oder die regionale, ökologische Lebensmittelerzeugung, die auf sozialen und ökologischen Strukturen beruht, die nachhaltig sind.

Auf diese Weise nehmen wir durch unsere Ernährung auch Einfluss auf kommende Generationen. Hinterlassen wir ihnen eine fruchtbare oder verwüstete Erde?

Doch es gibt noch einen weiteren, nahezu unbekannten Gesichtspunkt: Als zukünftige Eltern nehmen wir durch unser Essverhalten unmittelbaren Einfluss auf unsere eigenen Nachfahren. Dies geschieht über die vor allem epigenetische Prägung der Keimzellen, aus denen jeder Mensch bei der Zeugung entsteht. Wenn wir uns falsch ernähren, dann wirkt sich dies auf unsere Kinder aus.

So sind wir bei jedem Bissen dreifach vernetzt: Mit unserem eigenen physiologischen Zustand, mit dem Zustand unserer Gesellschaft und der Erde sowie mit den Lebensbedingungen und der Gesundheit kommender Generationen.

Der Zustand einer Gesellschaft, in der die Behandlung eines wachsenden Heeres von Kranken kaum noch bezahlt werden kann, zeigt an, dass an unserer Lebensweise etwas grundlegend falsch ist. Viel Geld wird dafür ausgegeben zu erforschen, wie man Krankheiten besser behandeln kann. Doch wird viel zu selten die Frage gestellt, weshalb so viele Menschen überhaupt chronisch krank werden und wie man den Ursachen begegnen könnte!

Akute Krankheiten gehören als Regulativ zum Leben. Das große Problem der chronischen Krankheiten, die in einem immer früheren Lebensalter beginnen, weist uns darauf hin, dass wir gegen grundlegende Gesetzmäßigkeiten unseres Organismus verstoßen. Ein zentraler Faktor hierbei ist die Ernährung. „Der Tod sitzt im Darm", sagte ein weiser Wissenschaftler. Durch die industrialisierte Landwirtschaft wird das komplexe Geflecht der Mikroorganismen im Boden zerstört, die erst das Wachstum vitaler Pflanzen ermöglichen, die nicht durch Giftstoffe (Pestizide) vor anderen Lebewesen geschützt werden müssen. Ebenso ist die Ernährung des Kindes mit denaturierten Nahrungsmitteln ein

großer Störfaktor für die Entstehung einer gesunden Darmflora, die sich in den ersten beiden Lebensjahren heranbilden muss.
Den Zusammenhang zwischen Bodenleben und Darmflora macht ein weiterer Spruch auf wunderbare Weise anschaulich: „Der Darm ist die Wurzel des Baumes Mensch". Ohne gesundes Bodenleben gibt es keine gesunden Lebensmittel, ohne gesunde Ernährung gibt es keinen gesunden Darm, ohne gesunden Darm gibt es keine strotzende Vitalität, die eigentlich unser Normalzustand sein sollte - bis ins hohe Alter!
Der Darm ist unser größtes Immunorgan. Ist es das richtige Konzept, der Lawine von Infekten bei Kindern mit ständigen Antibiotikagaben zu begegnen, die die für das Immunsystem so wichtige Darmflora massiv beeinträchtigen? Ist es das richtige Konzept, Gesundheitsvorsorge in der Form zu betreiben, dem Kleinkind nach offiziellem Impfkalender bis zum zweiten Lebensjahr 30 Impfdosen (zum Teil als Mehrfachimpfungen) zu verabreichen, die eine Reihe kritischer Substanzen enthalten (unter anderem Aluminium, dem eine Rolle bei der Entstehung von Alzheimer-Demenz zugesprochen wird) - und dies unter Umgehung der natürlichen Abwehrbarrieren des Organismus? Wir wissen heute, dass dadurch schon früh einseitige Prägungen des Immunsystems gesetzt werden, die einerseits die Entstehung allergischer Erkrankungen begünstigen, andererseits die Fähigkeit, Krebszellen abzuwehren, schwächen.
Wäre es da nicht ein viel aussichtsreicheres Konzept, einmal sorgfältig auf die Ernährung zu schauen und manche lieb gewonnenen Gewohnheiten und Ansichten zu hinterfragen? Ein gesundes Baby hat keinen Bedarf an Impfstoffen, sondern einen Bedarf an Vitalstoffen, an lebendiger Nahrung als Grundlage für die Herausbildung eines gesunden Immunsystems.
Wir müssen Verantwortung übernehmen. Wir können uns dem nicht entziehen, schon gar nicht als Eltern von Kindern am Beginn ihres Lebens. Doch soll dies keine Last sein. Lassen wir uns berühren von der tiefen Weisheit, die in der Natur lebt und von dem großen Wunder „Leben". Wo könnten wir dies besser erfahren als bei unseren Kleinsten. In strahlende Kinderaugen zu sehen, gehört zu den schönsten Erfahrungen, die uns das Leben schenkt. Nichts anderes als Liebe veranlasst uns dazu, jederzeit das Bestmögliche zu tun, um das heranwachsende Kind zu schützen und zu nähren. Hören wir dabei mehr auf unser Herz als auf die Werbung und misstrauen wir den Systemen, die in erster Linie von der Gier nach Profit getrieben sind.
In Form der Muttermilch hat die Natur ein geniales, unübertreffliches Lebensmittel für die erste Zeit des menschlichen Daseins geschaffen. Was folgt auf die Muttermilch? Kaum eine Frage im gesamten Bereich der Ernährung ist von so grundlegender Bedeutung wie diese.

Die Ernährung soll dem Baby und Kleinkind alles zur Verfügung stellen, was es zum Wachstum benötigt. Sie soll die feinen Mechanismen seiner Eigenregulation einschließlich des Immunsystems stärken. Sie soll alle essentiellen Vitalstoffe enthalten und gleichzeitig nichts, was den jungen Organismus belastet oder ihm gar schadet. Hier beginnen die Prägungen, die einen Menschen sein ganzes Leben begleiten werden.
Den komplexen Hintergründen dieser Fragestellung ist die Autorin mit großem Sachverstand, reicher Lebenserfahrung, insbesondere aber mit der ganzen Liebe einer Mutter und Großmutter nachgegangen. So ist das Ergebnis ihrer Arbeit, das Sie nun in den Händen halten, geprägt von einem Blick für die großen Zusammenhänge, einer Fülle gut recherchierter Details und der Vermittlung praktisch umsetzbarer Richtlinien und Rezepte.
Nur in wenigen Lebensbereichen haben wir einen so umfassenden Freiraum der Gestaltung mit so weitreichenden Auswirkungen - und dies Tag für Tag. Diese Freiheit positiv und kreativ zu nutzen, gerade zum Wohl unserer Kinder, dafür vermittelt dieses Buch wertvolle Grundlagen. Ich wünsche ihm eine weite Verbreitung!

Dr. med. Christfried Preußler

Überlingen am Bodensee, im Oktober 2012

Einleitende Gedanken

Marianne Niederer

Dieses Buch wurde ursprünglich für meine Kinder geschrieben und ist als Ergänzung zu meinem ersten Buch "INPUT-Ernährung/Basics" zu sehen. Pia hat vor einigen Monaten ihr erstes Kind geboren und Maren ist gerade schwanger. Ihren Bitten nachkommend, ihnen mit Rat und Tat zur Seite zu stehen, habe ich alles aufgeschrieben, was ich mir an Wissen über eine naturgemäße Ernährung und Erziehung eines Kindes angeeignet habe. Es ist mein Anliegen, die wertvollste, vitalstoffreichste Nahrung ausfindig zu machen, frei von ideologischen oder einseitigen Ansätzen. Meine eigene Erfahrung aus sechs Schwangerschaften und eine Fülle an Forschungsergebnissen aus der einschlägigen Literatur, zusammengetragen in jahrelangem Eigenstudium, haben mich zu folgender Überzeugung gebracht:

Das Beste, was wir unseren Kinder an Nahrung bieten können ist eine vegetarisch orientierte Vollwertkost mit hohem Rohkostanteil unter Vermeidung von tierischem Protein (kein Fleisch, keine Milchprodukte).

Unweigerlich kollidieren diese Überlegungen aber mit den üblichen Ernährungsgewohnheiten der meisten Menschen. Reichlich Fleisch und Fisch, Milch, Eier, Brot und die unterschiedlichsten Genussmittel gehören unverzichtbar dazu. Das alles bezahlen wir mit einer Fülle teils schwerster Erkrankungen, die sich tückischerweise nicht immer sofort zeigen.

Unsere Kinder werden da hineingeboren und wenn wir als Eltern ihnen keinen anderen, besseren Weg aufzeigen, werden sie uns nachahmen und all das fortsetzen. Man könnte die gesundheitlichen Nachteile der üblichen Zivilisationskost von den Krankheiten her beschreiben. Andererseits haben wir heute, dank der enormen Fortschritte der Ernährungswissenschaft, fundierte Einblicke in Struktur und Wirkung von Nahrung. Wir kennen die Zusammenhänge. Alle Fakten liegen auf dem Tisch. Die Logik allein müsste ausreichen, unser Ernährungsverhalten gründlich zu überdenken. Da unser Essverhalten aber nicht in erster Linie vom Verstand geleitet wird, sondern tief aus unserem Inneren heraus von unbewussten Trieben, Gelüsten und Gewohnheiten, ist es schwierig verändernd einzugreifen. Außerdem sind wir alle von den wirtschaftlichen Interessen mächtiger Konzerne der Lebensmittelindustrie gesteuert, die in erster Linie auf Gewinnmaximierung aus ist.

Eine gesunde Ernährung orientiert sich in erster Linie an dem, was die Natur uns vorgibt, denn die Natur hat immer recht! Wenn wir ernsthaft etwas verändern wollen, dann müssen wir der Natur "auf die Finger schauen".

Unsere moderne Ernährungsweise ist weit davon entfernt. Viele Lebensmittel sind durch industrielle Aufbereitung entwertet, zusätzlich belastet durch problematische Rückstände aus konventioneller Erzeugung. Der massenhafte Verbrauch von Fleisch- und Milchprodukten, Zucker und Weißmehl führt zu einer Überlastung der Kompensationsfähigkeit unseres Körpers und damit unweigerlich in die Krankheit. Wir können diesen Teufelskreis nur durchbrechen, wenn wir uns vorbehaltlos informieren über die Gefahren und Risiken, ihre Ursachen und mögliche Auswege. Nur zu gerne lassen wir uns täuschen von den Möglichkeiten unserer modernen Reparaturmedizin, die quasi "Straffreiheit" für alle Einseitigkeiten und Exzesse in unserem Leben verspricht. Eine vegetarische Ernährung ist freilich nicht jedermanns Sache. Wir alle haben unsere Prägungen, Vorlieben und Überzeugungen. Dieses Buch ist auch eine Einladung an alle "Mischköstler", sich einmal unvoreingenommen zu orientieren. Mit unseren Kinder können und müssen wir beginnen, auch unser Ernährungsverhalten auf den Prüfstand zu stellen. Selbst wenn meine Vorschläge nur im ersten oder zweiten Lebensjahr eines Kindes umgesetzt werden, ist viel für das spätere Leben gewonnen. Die "Wurzel" unserer Gesundheit, der Darm, hat sich dann an natürlichen Speisen entwickelt, hat ein starkes Immunsystem hervorgebracht, der Geschmackssinn ist fein sensibilisiert und alle körperlichen Grundlagen sind bestens ausgebildet.

Die Kapitel meines Buches führen auf der Basis gründlich recherchierter Informationen aus der offiziellen und alternativen Ernährungsforschung zu ganz konkreten Ernährungsvorschlägen. Dies betrifft einerseits die Mutter selbst, da alles, was sie zu sich nimmt, unmittelbar das Kind nährt. Hauptsächlich soll es aber um die Zusammensetzung einer Folgekost für das Kind nach dem Stillen gehen. In einem kleinen Rezeptteil möchte ich am Ende des Buches einige Anregungen geben für die praktische Umsetzung in der Küche.

Dieses Buch zu erwerben und zu lesen ist der zweite Schritt auf dem Weg zu einem veränderten Ernährungsverhalten. Den ersten haben Sie schon getan, indem Sie sich überhaupt auf die Suche gemacht haben nach einer Alternative, getrieben aus der Sorge um die Gesundheit Ihres Kindes.

Dank sagen möchte ich vor allem meinem Mann Erwin, der dieses Buch lektoriert und den Text druckfertig gestaltet hat. In vielen Stunden haben wir zusammengesessen und all die Informationen gesichtet, geordnet und diskutiert. Unsere enge, vertrauensvolle Zusammenarbeit auf der Basis eines gemeinsamen Verständnisses von Ernährung und Lebensführung hat das Erscheinen dieses Buches erst möglich gemacht. Danke auch für das Fotografieren der vielen schönen Bilder von Paul, meinem ersten Enkelkind, für dieses Buch.

Meiner Tochter Pia danke ich für die kreative Gestaltung des Covers und meinem ersten Enkelkind Paul für das geduldige Posing beim Fotografieren.

Dann möchte ich meinem Sohn Oliver für die Zeichnung des Löwenzahnblattes danken, das wir gemeinsam gepflückt haben beim Wildkräuterernten für unseren Mittagssalat.
Eine besondere Ehre ist es für mich, dass Dr. Christfried Preußler das Vorwort verfasst hat und ich danke ihm sehr dafür.

Marianne Niederer (Oktober 2012)

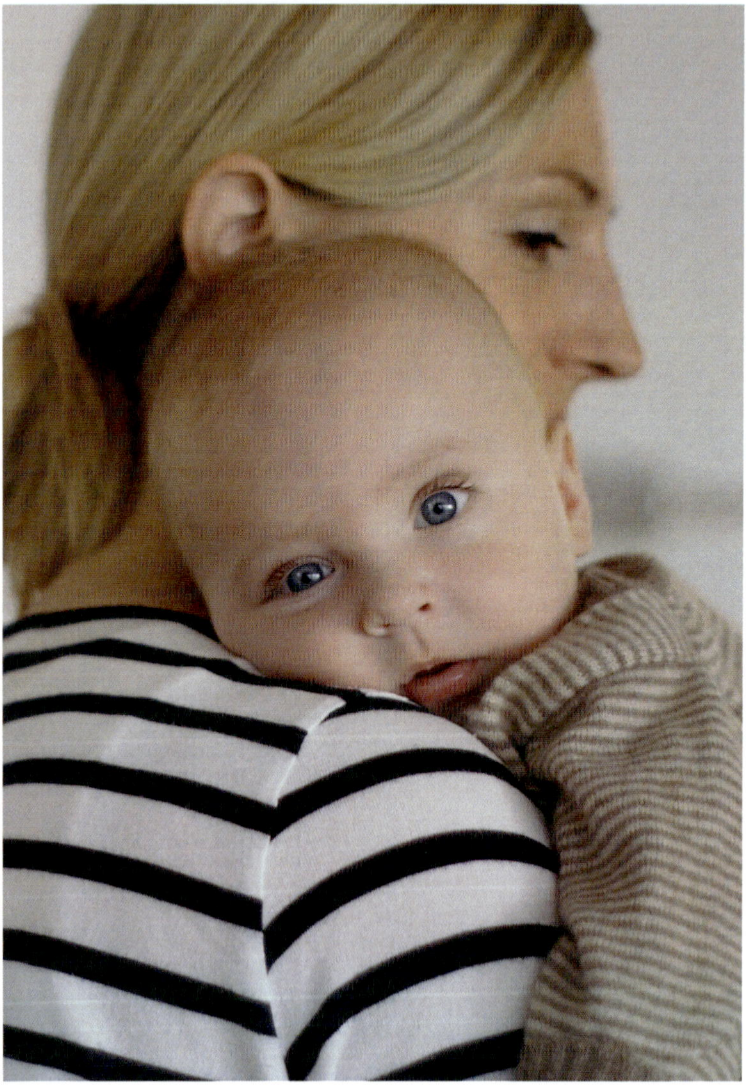

Die Nahrung - zentrale Schaltstelle

Eine gesunde Ernährung für das Kind ist immer nur möglich auf der Basis einer gesunden Ernährung in der Familie und hier nimmt die Mutter eine wichtige Schlüsselposition ein. In der frühen Kindheit haben wir noch den stärksten Einfluss auf die Ernährung unserer Kinder. Hier werden grundlegende Prägungen und Wertigkeiten vermittelt, die ein Leben lag erhalten bleiben können. Früh genug sind unsere Kinder unheilvollen Fremdeinflüssen ausgesetzt. Allein vom Informations- und Bewusstseinsstand der Eltern hängt es ab, welche Einflüsse seitens der Ernährung auf das Kind einwirken.

Orientierung

Es existieren viele unterschiedliche Ernährungsmodelle, die alle glauben, den richtigen Weg gefunden zu haben, wie man die Gesundheit des Menschen am besten fördern kann. Grob in zwei Lager geteilt ergibt sich folgendes Bild:
Die einen schwören auf Mutter Natur, die alles aufs Beste für unsere Gesundheit in den natürlichen Lebensmitteln bereit hält, sofern wir sie nicht durch Manipulation in Erzeugung und Verwertung negativ verändern. Mit den Nähr- und Vitalstoffen im natürlichen Verbund nehmen wir die Lebenskraft in uns auf, die alle Lebensprozesse steuert. Die Natur hat immer recht!

Die andere Seite sucht mit wissenschaftlichen Mitteln zuerst einmal der Zusammensetzung der Nahrung auf die Spur zu kommen. Dazu ist es notwendig, alles in möglichst kleine Bestandteile zu zerlegen (Analyse). In einem zweiten Schritt wird wieder zusammengesetzt, synthetisiert, in der Hoffnung, dass man es mindestens so gut macht wie die Natur, vielleicht sogar besser, indem man konzentriert, eliminiert und optimiert.

Leider stehen sich beide Lager weitgehend verfeindet gegenüber. Eine vorbehaltlose Zusammenarbeit böte die große Chance, die zentrale Frage einer wirklich gesunden Ernährung endlich zu lösen. Noch nie in der Menschheitsgeschichte waren wir so gut informiert über Zusammensetzung und Wirkung von Nahrung. Richtete man sich früher meist nach Tradition, Erfahrung und Intuition können wir heute wissenschaftlich exakte Aussagen machen. Die Meinung, dass "in den alten Zeiten" in Sachen Ernährung noch alles in Ordnung war und die Menschen in Harmonie mit der Natur gelebt haben, ist bei genauerer Betrachtung irreführend. Hungersnöte, Nahrungsmangel und einseitige Ernährungsweisen dominierten. Selten hatten die

Menschen die freie Wahl und ein derart vielfältiges Nahrungsangebot wie heute. Doch auch das lehrt uns die Geschichte: Ist Nahrung im Überfluss vorhanden, wird zu viel gegessen, zu ungesund und ohne Rücksicht auf natürliche Zusammenhänge Raubbau an der Natur und unserer Gesundheit getrieben.

Eine der wichtigsten Studien der letzten Jahr ist die China Studie von *T. Colin und Thomas M. Campbell* (2005). 27 Jahre lang untersuchten sie große Gruppen von Menschen auf der Welt, schwerpunktmäßig in China, auf die Auswirkungen ihres Ernährungsverhaltens auf die Entstehung von Krankheiten. Der biologische Zusammenhang zwischen Essen und Gesundheit ist außerordentlich komplex, aber die Botschaft ist dennoch einfach: *„Essen Sie vollwertige, pflanzliche Nahrungsmittel, meiden sie tierisches Protein und reduzieren Sie den Genuss von isolierten Kohlenhydraten (raffinierter Zucker, Weißmehl), von Salz und mit ungesunden Fetten angereicherte Speisen auf ein Mindestmaß.“*

Damit steht *Campbell* in bester Tradition der Forschungen von *Dr. Max Bircher-Benner, Professor Dr. Werner Kollath, Dr. med. M. O. Bruker oder Dr. C. Leitzmann* und vielen anderen.

Erst wenn man anfängt, die von allen Seiten propagierte, "übliche" Ernährungsweise in Frage zu stellen, erst wenn man erkannt hat, dass die Zusammensetzung unserer "Zivilisationskost" von Anfang an unser aller Gesundheit beeinträchtigt, erst dann ist man bereit umzudenken, scheinbar unverrückbare Dogmen in Frage zustellen. Die Fakten liegen auf der Hand, wissenschaftlich untermauert, vielfach bewiesen. Die kritische Auseinandersetzung mit unserer gewohnten Ernährungsweise in Literatur und Presse hat zugenommen.

Alle Ernährungshinweise in diesem Buch orientieren sich an einer naturgemäßen, vollwertigen und vegetarischen Ernährungsweise mit dem Schwerpunkt auf Rohkost unter Ausschluss tierischen Proteins. Wir assoziieren Rohkost meist mit Unmengen Salat und geraspeltem Gemüse, Karottensticks und Bergen von Obst, grob, hart und schwer verdaulich. Das Gegenteil ist der Fall. Rohkost bringt alle natürlichen Bestandteile mit, die wir für eine problemlose Verdauung benötigen, ist variationsreich zu verarbeiten und voller natürlicher Aromen. Für das Baby kommt Rohkost in Form von warmem, cremigem Püree und Brei oder in Saftform auf den Tisch. Die Zubereitung ist einfach und geht mittels einiger Küchengerätschaften leicht von der Hand (siehe Rezeptteil). Obwohl Rohkost auch für Säuglinge und Kleinkinder die reinste und energetisch wertvollste Nahrung ist, muss sie nicht ausschließlich gegeben werden, zumal das oft den Gewohnheiten der Familienernährung zuwiderläuft. Je höher aber der Anteil an rohen, pflanzlichen Substanzen ist, desto wirkungsvoller, vor allem in den ersten beiden Lebensjahren. Mit zunehmendem Alter wird das Kind dann an der Nahrung der Erwachsenen teilhaben wollen und da wird meistens gekocht. Je später das Kind mit tierischem Eiweiß in Form von Fleisch, Fisch, Milchprodukten und Eiern in Berührung kommt, desto besser.

In diesem Buch wird besonderer Wert auf die Vermittlung fundierten Hintergrundwissens gelegt. Man kann nur das mit Überzeugung in die Tat umsetzen, was man auch verstanden und akzeptiert hat. Dabei kommt es entscheidend darauf an, nicht nur die offizielle Meinung ernährungswissenschaftlicher Kreise anzuführen. Nehmen wir die Empfehlungen z.B. der Deutschen Gesellschaft für Ernährung (DGE) als unumstößlich und verlässlich an, bekommen wir nur eine Seite der Medaille zu sehen, die einerseits dem offiziellen Wissensstand der aktuellen Ernährungsforschung entspricht, andererseits aber auch Rücksicht auf die wirtschaftlichen Zwänge einer mächtigen Lebensmittelindustrie nehmen muss. Gerade Forschungen und Erfahrungen aus alternativer Sicht machen aber erst den Blick frei für Tatsachen und Zusammenhänge, die vielfach aus rein wirtschaftlichen Interessen unter den Teppich gekehrt werden. Hinweise zur Nahrungsauswahl und Zubereitung der Babynahrung machen nur Sinn, wenn die Mutter genau informiert und von der Richtigkeit ihrer Handlungen überzeugt ist. Nur so kann Ernährung nachhaltig auf die Gesundheit des Kindes einwirken.

Es wäre kontraproduktiv alle, die sich von Mischkost ernähren (Fleisch, Fisch, Milchprodukte etc.) auf die "andere Seite der Wahrheit" zu verbannen. Diese Buch ist ein offenes Angebot an alle, sich einmal die Fakten vor Augen zu führen, die einerseits die Abkehr von tierischem Eiweiß nahe legen, andererseits in Sachen Erzeugung und Verarbeitung von Lebensmitteln zu einem fundamentalen Umdenken auffordern. Und schließlich sind auch Kompromisse denkbar, die bestimmten Lebenssituationen besser angepasst sind. Oft ist es ein erster Schritt in eine andere Richtung, der ein Umdenken anstößt und warum sollte ein so einschneidender Lebensabschnitt wie Schwangerschaft und Kind nicht die beste Gelegenheit dazu sein.

Auf drei Ebenen sind wir eingebunden in Einflüsse, die unsere Gesundheit von Anfang an prägen: Unser Erbgut, das seelische Erleben in unserer Kindheit und die Ernährung.

Unsere Erbanlagen sind uns vorgegeben, ein Mix aus Mutter und Vater und all den Generationen von Menschen vorher. Selbst in wissenschaftlichen Kreisen geht man inzwischen davon aus, dass diese Matrix an Anlagen durch Lebenseinflüsse aktuell durchaus verändert werden kann. Wir können also Einfluss darauf nehmen und den Generationen nach uns bessere Voraussetzungen mit auf den Lebensweg geben.

Das seelische Erleben in der Kindheit, besonders in den ersten Jahren, hat prägenden Einfluss auf unser ganzes Leben. Die entscheidenden Personen sind die Eltern, in besonderer Weise die Mutter. Unser Essverhalten steht damit in unmittelbarem Zusammenhang. Die Psychotherapie seit *Sigmund Freud* sucht Wunden, die in dieser Zeit gerissen worden sind, im Nachhinein auszuheilen.

Mit der Ernährung bauen wir unseren Körper auf. Er kann nur an dem wachsen und gedeihen, was wir ihm anbieten. Damit kommt den Erziehern (besonders der Mutter) in den ersten Jahren eine prägende Rolle zu. Noch nie in der Menschheitsgeschichte waren wir so gut informiert darüber, wie sich unsere Nahrung zusammensetzt und wie sie im Körper verarbeitet wird. Dennoch ist die Ernährung in den zivilisierten Gesellschaften eine Mangelernährung, nicht an der Menge gemessen, sondern an deren Qualität. Diese These steht im Mittelpunkt auch dieses Buches, wenn es um die Ernährung unserer Kinder geht, und wird in den einzelnen Kapitel ausführlich erläutert.

Die zentrale Rolle der Ernährung bei der Entstehung von Krankheiten wird nach wie vor unterschätzt. In einer ganzen Reihe von Schriften wird allerdings in zunehmendem Maße darauf hingewiesen, dass nicht nur offensichtliche Essensexzesse unserer Gesundheit massiv schaden (Fettleibigkeit, Magersucht etc.), sondern unsere moderne Zivilisationsnahrung in ihrer Gesamtheit mit viel Fleisch, Milchprodukten, einer Vielfalt an Genussmitteln und denaturierten, industriell aufbereiteten Nahrungsmitteln der Auslöser ist.

Dr. med. Johann G. Schnitzer geht in seinem Buch "Der alternative Weg zur Gesundheit (1982)" noch weiter und beschreibt Krankheitsbilder und Verhaltensstörungen von Kindern und Jugendlichen, die er schwerpunktmäßig auf eine falsche, schädigende Ernährung zurückführt: "*Von der Öffentlichkeit wenig, von Fachleuten dafür mit großer Besorgnis beobachtet, steigt die Zahl der behinderten, missgebildeten, kranken Kinder in erschreckendem Umfang an . . . . entscheidende Eigenschaften des Nachwuchses wie Konstitution, Vitalität, Intelligenz werden immer schlechter. Eine große Zahl der heutigen Kinder hat keine Esslust, keinen Wissensdurst, zu wenig Tatendrang, keinen Bock auf irgend eine konstruktive Tätigkeit. Dafür greifen Flucht in eine von Drogen gestützte Scheinwelt und Resignation vor jeglicher Herausforderung immer mehr um sich.*" Das schrieb *Dr. Schnitzer* schon zu Beginn der 80iger Jahre und mit Sicherheit ist es bis heute nicht besser geworden.

Wissen wir Bescheid, ist es unerlässlich, für unsere Kinder und ihre Gesundheit das Beste zu tun und einen anderen Weg einzuschlagen. Wenn wir uns vorbehaltlos umschauen erkennen wir, dass unsere Gesundheit in keiner Weise gesichert ist, trotz aller Lebensmittelkontrollen und einer hoch technisierten Medizin, im Gegenteil. Allergien sind weit verbreitet, Herz-Kreislauferkrankungen streiten sich mit Krebs um den ersten Platz in der Todesstatistik,

Adipositas und andere Folgen von Essstörungen machen einer Unzahl von Menschen das Leben zur Hölle. Wir müssen umdenken, müssen manche Gewohnheit über Bord werfen, müssen vielleicht ganz von vorne anfangen - dort neu starten zusammen mit unserem Kind, das dabei ist, diesen Schritt ins Leben zu tun im vollem Vertrauen auf unsere Führung.
In meinem ersten, umfangreicheren Buch (*INPUT-Ernährung/Basics*) werden wesentlich ausführlicher aktuelle Informationen über die Grundbausteine unserer Ernährung aus wissenschaftlicher Sicht angeführt, was den Rahmen dieses Buches sprengen würde. Dennoch finden sich hier in verkürzter Form alle wichtigen Fakten wieder. Der Schwerpunkt liegt auf einer ganz praktischen Umsetzung von Erkenntnissen in eine gesunde Kinderkost, beginnend schon während der Schwangerschaft, nach der Geburt und bis zum Alter von etwa 1-2 Jahren. Allen Hinweisen und Tipps für Nahrungsauswahl und Verwendung stelle ich begleitend immer die notwendigen Hintergrundinformationen zur Verfügung, Fakten aus der aktuellen ernährungswissenschaftlichen Forschung, Beiträge aus der alternativen, vegetarisch orientierten Ernährungspraktiken und eigene Erfahrungen bei der Ernährung meiner sechs Kinder.

Wege zur Gesundheit

In unserer Zeit ist der Weg zur Aufrechterhaltung der Gesundheit gepflastert mit Fitness-Studios, Vorsorgeuntersuchungen, tausenden von bunten Pillen und der Hoffnung auf eine hochentwickelte Reparaturmedizin. Die Ernährung spielt eine untergeordnete Rolle. Unser Tisch ist reich gedeckt mit angeblich bestens auf Verträglichkeit und Nährwert kontrollieren Lebensmitteln. Krankheiten sind wie Diebe, die unerwartet von außen über uns herfallen. Das Bewusstsein dafur, dass wir ihnen vorher aber Tür und Tor geöffnet haben, ist nicht vorhanden.

Im Zentrum der Erhaltung unserer Gesundheit steht die Ernährung, mit der wir unseren Körper aufbauen, stärken und erhalten. So gravierend teilweise auch Fremdeinflüsse sein können (Umweltverschmutzung etc.), ein gesunder, starker Körper bleibt das entscheidende Regulativ. Meist sind wir nicht wirklich informiert darüber, was unsere übliche Zivilisationskost in unserem Körper anrichtet. Unser Essen kann so schlecht nicht sein, wird es doch überall angepriesen und von praktisch allen in großen Mengen genussvoll verzehrt. Was wir nicht wissen: Wir leiden in großem Stil an Mineral-, Vitamin – und Enzymarmut, überfüttern uns auf der anderen Seite mit Unmengen tierischem Eiweiß (Fleisch, Milchprodukte), belastenden Fetten und isolierten Kohlenhydraten (Zucker, Brot...). Unser Körper quittiert dies über kurz oder lang mit teilweise tragischen Krankheitsbildern.

Gibt es den einen, Erfolg versprechenden Weg zu vollkommener Gesundheit? Wie kann man sich in diesem Dschungel von unterschiedlichsten Ernährungskonzepten und gut gemeinten Ratschlägen orientieren?

Was wir inzwischen mit Sicherheit sagen können ist, dass der allgemein praktizierte Weg über die "Zivilisationskost" nicht funktioniert. Die Abwendung von einer an der Natur orientierten Ernährungsweise führt in die Irre. Eine Ernährungsweise, die sich davon konsequent abwendet und auf eine lange Tradition zurückblicken kann ist der *Vegetarismus*. Aber auch unter Vegetariern ist man sich nicht ganz einig: Soll man nun Milchprodukte und Eier essen oder nicht. Lakto-Ovo-Vegetarier befürworten dies, Veganer lehnen es ab. Rohkost wird allgemein im Vegetarismus, egal welcher Strömung, bewusst mit eingebaut. Ein reiner Rohköstler muss aber kein Vegetarier sein, er kann auch rohes Fleisch und rohen Fisch essen.

Nehmen wir doch einfach von allem das Beste. Wenn wir uns nach den Untersuchungsergebnissen richten, die seitens der aktuellen Ernährungswissenschaft vorliegen, ist eine Abwendung von zu viel Fleisch und Fisch, ungünstig wirkenden Fetten und isolierten Kohlenhydraten angesagt. Angeraten wird (DGE) eine ausgewogene Mischkost mit einem hohen Anteil an frischen Salaten, Obst und Gemüse unter Vermeidung industriell hergestellter Nahrung. Die Erfahrungen und Untersuchungen der alternativen Ernährungsforschung belegen aber eindeutig den schädigenden Einfluss von Fleisch und Milchprodukten, also allgemein von tierischem Eiweiß. Der besondere Wert eines hohen Rohkostanteils ist praktisch überall unbestritten, wenn auch zusätzlich meistens noch gekocht wird. Oberstes Gebot muss die vollständige Versorgung unseres Körpers mit allen notwendigen Nähr- und Vitalstoffen sein in möglichst natürlicher Form und unter Vermeidung aller belastender und mindernder Faktoren.

Fazit

Auf der Basis einer vegetarischen Ernährungsweise ist eine Rundumversorgung gewährleistet, dies wird auch von der Ernährungswissenschaft nicht bestritten *(Prof. Leitzmann*, Vegetarische Ernährung), im Gegenteil, der gesundheitliche Vorteil wird unterstrichen. Schließt man zusätzlich noch jegliches tierische Eiweiß aus (auch keine Milchprodukte mehr) und verwendet nur zuträgliche (native) Fette und Öle, keinen Industriezucker, meidet Weißmehlerzeugnisse und Genussmittel unter Einbindung von viel Rohkost dann dürfte man auf der sicheren Seite stehen (siehe: China Studie 2005/ Campbell).

Darmgesundheit

Auswahl und Zubereitung der Nahrung ist nur der erste Schritt. Unserem Verdauungssystem kommt die zentrale Aufgabe zu, dieses Angebot entsprechend auszuwerten. Nur ein gesunder, leistungsfähiger Verdauungsapparat kann all die wertvollen Nähr- und Vitalstoffe aus der Nahrung auch erschließen und dem Stoffwechsel zuführen.

Beim Säugling baut sich die Verdauung in Magen und Darm an dem auf, was ihm mit der Nahrung angeboten wird. Mit der Geburt ist dem Kind in der Regel ein gesunder Darmtrakt mitgegeben, der zwar in seinen Funktionen noch nicht vollständig ist, aber über alle Anlagen dazu verfügt. Jegliche Nahrung, angefangen mit der Muttermilch, baut die Leistungsfähigkeit des Verdauungssystems nach und nach auf. Oberstes Gebot sollte es sein, dem Kind möglichst naturbelassene Nahrung anzubieten. Jeder Verstoß dagegen verschiebt das Gleichgewicht einer naturgemäßen Verarbeitung der Nahrung und bedingt, dass sich der Verdauungsapparat in Abweichung von der natürlich vorgesehenen Entwicklung befindet. Ist der Darm erst einmal geschädigt und die Darmflora gestört, kann es Jahre dauern, wieder zur Ordnung, zu einem gesunden Darmtrakt und damit zu einer unbeschwerten Gesundheit zurück zu finden. Fangen wir also beim Kind an, die richtigen Grundlagen zu legen.

„Der Tod sitzt im Darm".(Bakteriologe und Zoologe, Nobelpreisträger 1908, Ilja Iljitsch Metschnikow, 1845-1916)

Bevor in den nächsten Kapiteln ausführlich über die Qualität der Nahrung gesprochen wird, ist es wichtig, über das Geschehen im Darm des Kindes Bescheid zu wissen. Oft kann man erst so die Wirkungen unterschiedlicher Nahrungsmittel im Stoffwechsel nachvollziehen. Nahrung sollte immer im Zusammenhang mit Verdauung gesehen werden. Ohne einen gut funktionierenden Verdauungsapparat können auch die besten Nahrungsmittel nicht richtig verarbeitet werden.

Weichenstellung für den Darm

Die Besiedlung des Darms von Neugeborenen mit Mikroorganismen beginnt bereits schon in den ersten Stunden des Lebens. Nur während einer kurzen Zeitspanne nach der Geburt ist ein Mensch wirklich frei von Keimen. Als Ausgangspunkt für die Keimbesiedlung kommen in erster Linie die Mutter aber auch die Umgebung in Frage, heutzutage meistens die Geburtshilfestationen des Krankenhauses. Die Keime von Mund- und Naseschleimhäuten, Darm und Scheide, aber auch von der Brust und den Händen der Mutter geraten zuerst in die Mundhöhle und anschließend in Magen und Darm des Kindes. Da die Säurebarriere des Magens beim Neugeborenen noch nicht voll ausgeprägt ist, können die Mikroorganismen die Magenpassage einigermaßen unbeschadet überstehen. Dieser Vorgang ist ohne Skepsis und Angst zu sehen, handelt es sich doch um einen natürlichen Prozess.

Brust oder Flasche

Es ist festzustellen, dass sich die Zusammensetzung der Darmflora von gestillten Kindern und "Flaschenkindern" gravierend unterscheidet. Bei Kindern, die künstlich ernährt werden, bildet sich schon nach kurzer Zeit eine vielgestaltig zusammengesetzte Darmflora aus, die der eines Erwachsenen ähnelt, was in diesem Alter noch nicht vorgesehen ist. Im Darm von gestillten Kindern befinden sich Laktobacillen vom Typ Bifidus. Wenn das Baby aber künstlich ernährt wird, verschwinden diese Bakterien fast völlig und stattdessen wachsen unterschiedliche andere Arten, vor allem Fäulnisbakterien, die ein instabiles Darmmilieu prägen. Das bringt eine Fülle von Problemen mit sich. So kann z.B. eine erhöhte Infektanfälligkeit beobachtet werden. Auslöser ist in erster Linie die Tiermilch (meist Kuhmilch), die adaptierter Muttermilch und vielen anderen Fertigprodukten zugemischt wird.

Die menschliche Muttermilch allein ist in ihrer Zusammensetzung, Konsistenz und Menge ideal an die Bedürfnisse des Säuglings angepasst. Nicht umsonst wird von allen maßgeblichen Stellen das natürliche Stillen mit Muttermilch proklamiert. Ist das Stillen aus gesundheitlichen Gründen nicht möglich, hat die Mutter leider oft keinen anderen Ausweg, als zu künstlicher Flaschennahrung zu greifen. Die negative Veränderung der Darmflora muss hingenommen werden.

Gärungs- und Fäulnisbakterien

Wir unterscheiden grundsätzlich zwischen zwei Bakterienarten in unserem Darm: den Gärungsbakterien und den Fäulnisbakterien. Beide Bakterienarten sind wichtiger Bestandteil unseres Darms und gehen eine Symbiose ein, sofern sie im richtigen Gleichgewicht stehen. Durch die Muttermilch werden die Milchsäuregärungsbakterien (Laktobakterien) gefördert. Ihre Hauptnahrung ist der Zucker der Muttermilch. Der Milchzucker der Muttermilch ist aber nicht gleichzusetzen mit dem Milchzucker der Tiermilch. Milchzucker aus natürlicher Muttermilch erzeugt ein saures Milieu im Verdauungstrakt des Babys, artfremder Milchzucker oder gar weißer Fabrikzucker ein basisches Milieu, was das Wachstum der Fäulnisbakterien fördert. Fäulnisbakterien vertreiben schließlich die Milchsäurebakterien, das Gleichgewicht ist gestört. Tierisches Eiweiß jeglichen Ursprungs fördert diesen Prozess, meist verabreicht mit adaptierten Muttermilch-Ersatzprodukten und der Anschlusskost nach dem Stillen. Das Überhandnehmen der Fäulnisbakterien stört dann empfindlich den Verdauungsprozess von pflanzlichen Bestandteilen in der Nahrung. In allen pflanzlichen, zellulosereichen Teilen dieser Nahrung sind die besten Mineralien, Vitamine, Eiweißstoffe (mindestens so viel wie in der Muttermilch), Fette und Kohlenhydrate so aufgespeichert, dass nur Gärungsbakterien die Zellulose aufbrechen und nutzbar machen können. Sind diese nicht in genügendem Maße vorhanden, sind Verdauungsstörung und Nährstoffmangelerscheinungen Tür und Tor geöffnet. Nach *Dr. J.H. Kellogg*, dem bedeutendsten amerikanischen Pionier in der Ernährungsforschung, sollte die Darmflora in einem gesunden Darm im Idealfall aus 85 Prozent Milchsäurebakterien und weniger als 15 Prozent Kolibakterien (Fäulnisbakterien) bestehen. In der modernen Industriegesellschaft finden wir im Allgemeinen aber genau die umgekehrte Zusammensetzung der Darmflora. Für eine solche Fehlbesiedlung hat man den Begriff **Dysbiose** geprägt. *Prof. Alfred Nißle* (1874-1965) hatte in den 20er Jahren des letzten Jahrhunderts schon erkannt, dass es einen Zusammenhang gibt zwischen Krankheitsanfälligkeit und Fehlentwicklung im Bereich der Mikroflora des Darmes. Das positive Gegenstück bildet die **Eubiose**, der Zustand des reibungslosen, wechselseitig vorteilhaften Zusammenlebens von Mensch und Mikrobe im Darm. Diese gesunde, symbiotische Gemeinschaftsbildung wird mit rein pflanzlicher Nahrung wesentlich leichter hergestellt und erhalten.

„Es ist meine Überzeugung, so Ilja Metschnikow (Nobelpreisträger, 1908 für Medizin), dass die Darmbakterienflora den Menschen gegen die meisten Allergien schützt. Sie baut sich am besten aus vielen verschiedenen, lebendigen, enzymreichen pflanzlichen Lebensmitteln auf. Säuglinge hätten eine viel bessere Chance, gesund zu sein, wenn diese Organismen (Milchsäurebakterien) von Geburt an bereitgestellt wären, wie es die Natur beabsichtigt und eingerichtet hat. Der Darm ist die Wiege unseres Immunsystems."

Ernährung: Nahrung plus Verdauung

Und was nützt die beste Nahrung, wenn unserer Körper seine Bestandteile nicht oder nur unzureichend verarbeiten und aufnehmen kann. Es genügt nicht, zur Sicherung einer richtigen Ernährung allein auf die Inhaltsstoffe der Nahrung zu achten. Der Begriff "Ernährung" beinhaltet also beide Faktoren, die Nahrungsbestandteile und die Verdauung. Alle Versuche, nur von einer bestimmten Kostform her die Gesundheit zu garantieren, müssen fehlschlagen, wenn der Faktor Verdauung nicht in Ordnung ist.

Durch die Auswahl der Nahrungsbestandteile bestimmen wir, in welche Richtung sich der Darm des Kindes entwickelt. Dieser Prozess ist später nur noch schwer veränderbar. Die Vermeidung von tierischem Eiweiß und isolierten Kohlenhydraten in der Kost des Kindes, wenigstens in den ersten zwei Jahren, schaffen ein gesundes, leistungsfähiges Darmmilieu. Auch wenn das Kind später nach und nach mit einer Mischkost (Fleisch, Milchprodukte etc.) in Berührung kommt, wird sich im Darm ein funktionierendes Milieu lange Zeit erhalten können, wenn die Verschiebung nicht einseitig, exzessiv und in großen Quanten geschieht. Am besten ist es natürlich, durch eine vegetarisch orientierte Vollwertkost den Darm als zentrales Organ unserer Gesundheit auf Dauer stark und leistungsfähig zu erhalten.

„Der Darm ist die Wurzel der Pflanze Mensch" (Dr. med. Franz Xaver Mayer, 1875-1965)

Die Wirkung auf das Blut

Der Darm ist die "Gemeinschaftsküche" für alle Zellen und Organe des Körpers. Arbeitet diese Küche gut, dann, und nur dann, sind die notwendigen Voraussetzungen für ein einwandfreies Funktionieren aller Lebensvorgänge gegeben. Je stärker verändert aber die Darmwand ist, desto weniger ist sie imstande, gegen Toxine Schutz zu bieten und deren Eindringen in die Blutbahn zu verhindern und desto anfälliger werden wir auf Krankheiten.

Den ersten Ansturm dieser Giftwelle hat die Leber aufzuhalten. Solange die Leber im Stande ist, die anfallenden schädlichen Produkte aus dem Blut herauszufiltern und zu entgiften, bleibt die Darmstörung lokalisiert. Ist die Leber überlastet dringen die Toxine bis in die Lungen vor. Das Lungengewebe ist die zweite Filterstation nach der Leber. Wird die Belastung des Atmungsorgans zu groß, tritt verstärkt Schleimbildung in den Bronchien, den Atemwegen und den Schleimhäuten von Nase und Nebenhöhlen auf. Ein chronischer Katarrh der Luftwege wie auch die Mandelentzündung ist ein verzweifelter Versuch des Körpers zu kompensieren.

Die allgemein vom Darm ausgehende Selbstvergiftung (intestinale Autointoxikation) kann vom Körper durch Kompensationsmaßnahmen auf Dauer aber nicht aufgehalten werden. Schwere, chronische Leiden finden hier ihre Ursache: Diabetes, Herz-Kreislauferkrankungen, Infarkte, Bluthochdruck, Schlaganfall, Myome, Prostatahypertrophie, Übergewicht und Krebs, der sich schleichend und unmerklich über Jahre hinweg im Vorstadium bildet. Krankheit kommt in den seltensten Fällen überfallartig und unverschuldet über uns. Meist haben wir selbst jahrelang daran gebaut. Neben einer Mangelernährung spielen auch psychische Faktoren dabei eine große Rolle.

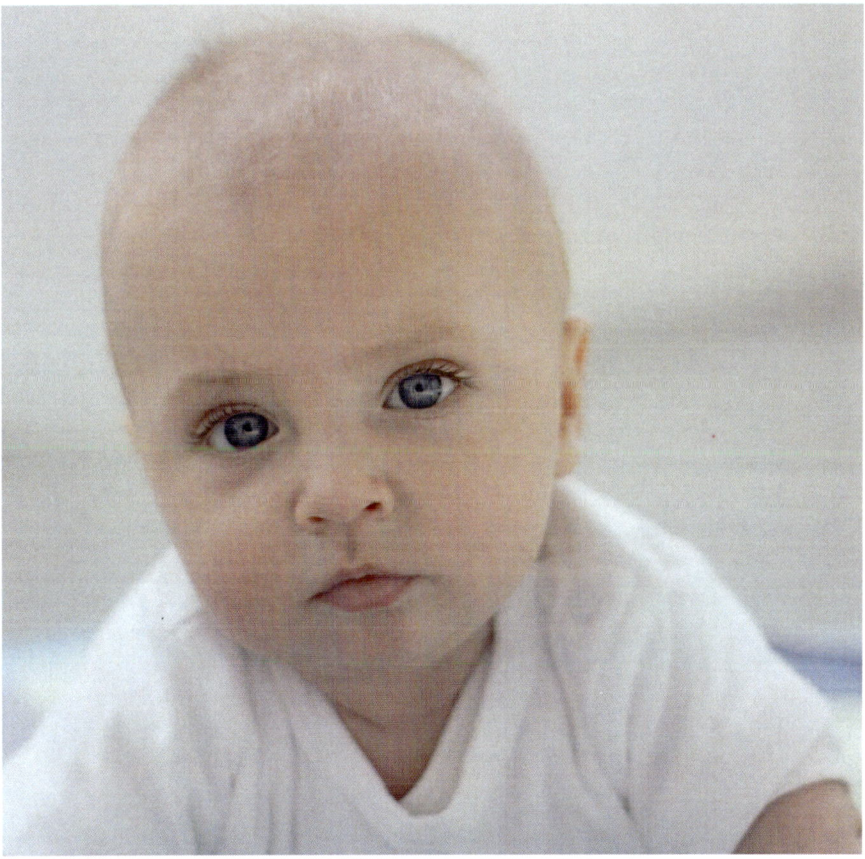

Schwangerschaft

Mit der richtigen Ernährung Mutter und Kind stärken

Es ist heute nicht mehr selbstverständlich, dass sich ein Wunschkind sofort und nach Plan einstellt. Mit dem Weglassen der Pille allein ist es meist nicht getan. Oft vergehen Monate oder Jahre bis sich der ersehnte Nachwuchs endlich anmeldet. Dass dabei die gesundheitliche Vorbereitung der Eltern über eine entsprechende Ernährung eine zentrale Rolle spielt, ist uns nicht mehr bekannt. Nicht nur eine schnelle Befruchtung wird ermöglicht, sondern die Eireifung an sich wird positiv unterstützt und der gesamte Organismus der Mutter auf ein gesundes Embryonalwachstum eingestellt.

Der Wunsch nach einem Kind

Das Bewusstsein für die zentrale Rolle der Ernährung bei der Entstehung eines Kindes ist in naturnah lebenden Volksgruppen stärker ausgeprägt, als bei uns. Wenn man sich die Stoffwechselvorgänge anschaut, welche das Zusammentreffen von Ei- und Samenzelle begünstigen, erkennt man die unmittelbare Abhängigkeit von Elementen, die durch die Ernährung zugeführt werden. Sobald Nahrung unsere Verdauungsorgane erreicht reagiert der ganze Körper darauf bis in die kleinste Zelle hinein.

Durch Forschungsarbeiten auf dem Gebiet der gesunderhaltenden Ernährung von *Dr. Weston Price* (Anfang des 20.Jahrhunderts) wissen wir, wie wichtig die Ernährungsweise beider Eltern schon bereits vor der Zeugung ist. In naturnah lebenden Völkern war es eine weit verbreitete Praxis, dass Männer und Frauen, die ein Kind zeugen wollten, z. B. vermehrt hochwertige Fette und rohes Protein zu sich nahmen. Moderne Forschungen haben aufgezeigt, dass die Eizelle der Frau mehrfach ungesättigte Fettsäuren enthält und die Samenzellen des Mannes besonders reich an Aminosäuren sind. Wenn diese Substanzen zusammenkommen entsteht eine besonders starke energetische „elektrische Ladung“ und eine erhöhte Bereitschaft zur Befruchtung. Die Forschung von *Dr. Johanna Budwig*, der Entdeckerin der essentiellen Fettsäuren, haben gezeigt, wie bedeutsam die Bildung dieser besonderen "elektrischen" Ladung für ein gesundes Leben ist. Wenn man sich die heutige moderne Ernährung, mit vorwiegend denaturierten Nahrungsmitteln anschaut, erkennt man, dass durch gehärtete und hoch erhitzte Fette, gebratene Speisen und überwiegend erhitztes Protein diese wesentlichen Nährstoffe für Ei- und Samenzelle nur noch mangelhaft vorhanden sind. Es fehlen die bioelektrischen, wertvollen mehrfach ungesättigten Fettsäuren in ihrer natürlichen molekularen Form und man muss bei denaturierten Nahrung davon ausgehen, dass die Eizellen von unnatürlichen Transfettsäuren durchsetzt sind, die keine elektrische Aufladung im Zusammenspiel mit den Samenzellen bewirken. Bei einem Mangel an nativem (naturgemäß, unerhitzten) Eiweiß (Aminosäuren) kann die Bildung gesunder, zeugungsfähiger Samenzellen eingeschränkt sein. Wenn eine natürliche Ernährung, mit hochwertigen Fetten und nativen Aminosäuren praktiziert wird, ist die Wahrscheinlichkeit einer gesunden Zeugung mit der von Natur aus vorgesehenen bioelektrischen Lebensenergie wesentlich höher. (*Opitz: Befreite Ernährung, 2010*)

Die Ernährung beeinflusst auch die hormonale Interaktion im Körper, und adäquate Nährwerte sind für die Reproduktion zweifelsfrei wichtig. Die übliche Ernährungsweise, die reich an tierischen Fetten (Fleisch- Wurst- und Milchprodukte) und dazu noch ballaststoffarm ist, sorgt dafür, dass der Körper in der Zeit der Empfängnis nicht optimal mit Nährstoffen versorgt ist. Forschungen haben gezeigt, dass unfruchtbaren Paaren mit Vitamin-C und E und zinkreicher Ernährung (Sublimate) geholfen werden konnte ebenso mit einer Ernährung, die besonders reichlich grüne Blätter enthält. Andere Untersuchungen haben einen günstigen Effekt von Folsäure und Vitamin-B12 reicher Nahrung ergeben (ebenfalls in Wildkräutern enthalten). In extremen Fällen wurden auch Sublimate verordnet. (*Dr. Northrup, Frauenkörper Frauenweisheit, 2002*).

Die absolut natürliche Wirksamkeit ist aber nur mit naturgemäßer Nahrung gegeben. Vor allem Frauen, die die Pille genommen haben, sollten nach deren Absetzen auf eine reichliche Folsäurezufuhr über die Nahrung (grüne Blätter als Salat oder Smoothies, Gerstengrassaft, Mikroalgen, Wildkräuter) oder durch Präparate achten, wegen der Gefahr eines Neuralrohrdefektes beim Kind. Jedes Jahr werden in Deutschland 700 Babys mit offenem Rücken geboren. Eine vitaminreiche, naturgemäße Vollwert-Ernährung erhöht allgemein die Empfängnisbereitschaft.

Viele Faktoren wie Elektrosmog und freie Radikale in der Umwelt können potentiell erbgutschädigend wirken. Die kraftvollen Antioxidanzien in rohem Obst, Salat und Gemüse bilden ausgezeichnete Schutzmechanismen.

Nach einer im Januar 2007 veröffentlichten Untersuchung der Harvard Medical School in Bosten erhöht sich das Risiko für Unfruchtbarkeit um 73 Prozent, wenn die Frauen nur zwei Prozent mehr Transfettsäuren essen (enthalten in Margarine, Fertigprodukten, Pommes etc). Transfettsäuren sind in einigen Ländern inzwischen verboten, da ihr gesundheitsschädigender Faktor zu hoch ist. In der BRD wird dies verharmlost und es bestehen keinerlei Einschränkungen. Auch fettarme Kost (Light-Produkte) kann die Fruchtbarkeit stören. Auch die Samenqualität von Männern in Industrienationen ist seit einigen Jahren Diskussionsthema, wenn es um Fruchtbarkeit und unerfüllten Kinderwunsch geht. Mittlerweile bleiben schon ein Fünftel aller bundesdeutschen Paare ungewollt kinderlos, weltweit sind es nach neuesten Daten 80 Millionen. Schadstoffe können die Fruchtbarkeit auf sämtlichen Ebenen der Reproduktion beeinflussen, wie Umweltmediziner herausgefunden haben. Zahlreiche Schadstoffe werden in der Hypophyse gespeichert, wo sie verschiedene Enzymsysteme blockieren. Tritt trotz erhöhter Schadstoffbelastung eine Empfängnis ein, ist diese Schwangerschaft vermehrt durch Aborte, Missbildungen und Frühgeburten gefährdet. Durch Eliminierung der Pestizide und Schwermetalle im Körper durch die Zuführung von Mikroalgen über die Nahrung (Afa-Algen, Sprilulina, Chlorelle), mittels einer effektiven Darmsanierung zur Stärkung des Immunsystems, einer vitamin- und mineralstoffreichen Ernährung auf Basis von Gemüse und Obst (entschlackende und reinigende Wirkung) aus kontrolliertem Bioanbau, konnte, laut verschiedener Forschungsergebnisse, die Fruchtbarkeit von Frauen erhöht werden. Auch Schädlingsbekämpfungsmittel entfalten östrogenähnliche Wirkungen und beeinträchtigen dadurch die Fortpflanzung. Paare die sich Kinder wünschen, sollten konsequent auf „Bio“ umschalten und Lebensmittel ausschließlich aus Öko-Anbau verzehren.

Endlich schwanger!

Jetzt beginnt für die Mutter eine neue Zeit. Alles stellt sich nach und nach auf dieses neue Leben im Körper ein. Allgemein steigt das Verantwortungsgefühl in vielen Lebensbereich an und auch die Ernährung der Mutter sollte auf das Wachstum des Kindes abgestimmt werden. Alles, was die Mutter isst, erreicht auch das Kind.

Nach der Empfängnis sollte die Ernährung der Mutter aber nicht radikal verändert werden. Diäten sind abzusetzen und auch ein Entgiftungsregime (durch spezielle Ernährung oder Medikamente) oder ein Fasten darf nicht länger als 24 Stunden andauern. Gewaltsame Änderung der Körpertoxizität könnte reinigende Reaktionen auslösen, die für den Fötus schädlich sind. Vor allem müssen Medikamente, Zigaretten, alkoholische Getränke und scharfe Gewürze gemieden werden, in äußerer Hinsicht starke Seifen, Smog und Umweltgifte jeglicher Art. Da die Plazenta diese Gifte nicht filtriert, schadet man den Fötus.

Es ist aber ganz sicher niemals sinnvoll, eine mangelhafte, einseitige Ernährung weiterzuführen. Eine maßvolle Umstellung auf eine bewusstere, gesündere Ernährungsweise ist unproblematisch. Tatsache ist, dass man im Nabelschnurblut von Müttern mit konventioneller Ernährung bis zu 180 verschiedene Giftstoffe gefunden hat, darunter viele Pestizide aus der Landwirtschaft. Hier sind Lebensmittel aus biologischem Anbau ein ganz wichtiger Beitrag zur gesunden Entwicklung des Kindes.

Stark denaturierte Nahrungsmittel, Zutaten wie gehärtete Fette, Geschmacksverstärker, viel Zucker und künstliche Süßstoffe, sollten in der Schwangerschaft konsequent gemieden werden. Da solche Zutaten gerne unter unklaren Begriffen deklariert werden, sollte man sämtlich Fertigprodukte am besten komplett meiden.

Man kann aber heute häufig beobachten, dass Kinder schon "übergewichtig" geboren werden, oft zu groß, um eine natürliche Geburt zu gewährleisten. Betrachtet man das Ernährungsverhalten der Mutter kann eine deutliche Korrelation festgestellt werden. Mütter, die sich vorwiegend von denaturierter Nahrung mit viel Industriefetten, viel Zucker und einer Fülle von Genussmitteln ernährten, neigen dazu, übergewichtige Kinder auf die Welt zu bringen. Fatal dabei ist nicht letztlich das Gewicht und die Größe des Kindes, sondern die Stoffwechselanlagen, die dem Kind mitgegeben werden. Das große, dicke Kind, das im Schoß der zuviel und unausgewogen ernährten Mutter über Gebühr wächst, bereitet ihr dann auch eine schmerzhafte Geburt, wenn nicht gleich durch Kaiserschnitt entbunden werden muss. Auch für das Kind ist eine schwere Geburt schmerzhaft und im Unterbewusstsein setzen sich Angsttraumata fest. Über die psychischen und physischen negativen Folgen eines Kaiserschnittes für das Kindes liegen ebenfalls Berichte vor.

Erste Nahrung und Geschmacksprägung im Mutterleib

Nach der Zeugung, bevor sich der Embryo überhaupt im Uterus eingenistet hat, durchläuft er als Zygote einen rasanten Prozess von Zellteilungen. Dies ist sehr energieaufwendig und nur möglich, weil es eine uterine Nährlösung gibt, die der Körper der Mutter bereitstellt. Diese Nährlösung darf im gewissen Sinn, als "erste Nahrung" des menschlichen Lebens bezeichnet werden. Natürlich ist die Zusammensetzung dieser Nährlösung und ihr Nährwert für die Zygote in einem erheblichen Ausmaß von der Ernährung der Mutter abhängig.

Die erste Erfahrung wie die Welt schmeckt, macht das Baby im Mutterleib. Koordinierte Saug- und Schluckbewegungen können bereits ab der 14. Woche nachgewiesen werden. Man weiß auch, dass das Fruchtwasser unterschiedlich schmeckt, je nach dem, was eine Schwangere gegessen hat. Schon in dieser Phase beginnt die Geschmacksprägung beim Kind. Auf diese Weise werden auch kulturell bedingte Geschmacksvorlieben schon bei dem Ungeborenen weiter gegeben.

Nicht zu empfehlende Nahrungsmittel

Ideal wäre es, wenn die Schwangere auf tierisches Eiweiß vollkommen verzichten würde. Damit wird es Mischköstlern natürlich sehr schwer gemacht. Ein plötzlicher Verzicht auf Fleisch- und Fleischprodukte (auch Fisch), auf Ei und auf alle Milchprodukte ist vor allem psychisch schwierig zu verkraften, geht es doch gegen alle Geschmacksgewohnheiten. Rein physisch wäre eine solche Umstellung kein Problem, enthält doch eine rein vegetarische Ernährung alle Nähr- und Vitalstoffe und belastet den Körper nicht zusätzlich mit Schadstoffen. Meist wird auch der Kinderarzt davor warnen, Fleisch, Eier und Milchprodukte weg zu lassen, droht doch angeblich ein Mangel an Eiweiß, Eisen, Vitamin-C, Vitamin-B12 und Calzium. Alle maßgeblichen Studien über eine vegetarische/vegane Ernährungsweise weisen aber keinerlei Einschränungen nach. Dennoch ist eine völlige Umstellung nur anzuraten, wenn man über die einschlägigen Hintergrundinformationen verfügt. Es genügt nicht, Fleisch und Milchprodukte einfach weg zu lassen. Zwingend müssen dann alle anderen Nahrungsbestandteile vollwertig und ausgewogen sein. Gelingt die völlige Umstellung auf vegetarische Kost nicht, ist schon viel gewonnen, wenn tierische Proteine (besonders Milchprodukte) in der Nahrung eingeschränkt werden und der Anteil an Rohkost erhöht wird.

Heutzutage kommen bereits viele Kinder mit Krankheiten zur Welt, die durch tierisches Eiweiß hervorgerufen werden und die sich durch eine vollwertige und naturgemäße vegetarisch oder vegane Ernährung in der Schwangerschaft hätten verhüten lassen. Wird eine vegane (ganz ohne tierisches Protein) Ernährung auch in der Stillzeit durchgeführt und wird der Säugling lange genug gestillt, kann dadurch effektiv Allergien, Neurodermitis, Asthma, Mittelohrenentzündungen und Bronchitis vorgebeugt werden. In einem späteren Kapitel dieses Buches wird speziell der Zusammenhang von Milchprodukten und Krankheit ausführlich erläutert.

Es ist wichtig zu wissen, dass während der Schwangerschaft keine Ananas oder unreife grüne Papayas zu sich genommen werden sollten. Beide Früchte sind alte Abtreibungsmittel der Völker des Südpazifiks. Bromelain und Papain, die Enzyme in diesen Früchten, bauen körperfremde Eiweiße ab, was normalerweise sehr wünschenswert und gesund ist. Ein Fötus ist aber eben auch etwas Fremdes im Körper der Mutter und diese beiden Früchte können tatsächlich eine Schwangerschaft beenden. Bei Ananas ist der Bromelaingehalt auch nach Vollreife so hoch, dass sie in der Schwangerschaft gemieden werden sollte. Grüne Papayas enthalten eine hohe Konzentration von Papain, die bei der Reife zum großen Teil zu Fruchtzucker abgebaut wird. Um aber sicher zu gehen, sind auch reife Papayas während der Schwangerschaft nicht zu empfehlen. Nach der Geburt können diese Früchte wieder gegessen werden.

Es gibt aber auch "Nervengifte", denen man sich nicht mehr aussetzen sollte. Dazu gehören ehrgeizige berufliche Anspannung, Autoraserei, Filme mit brutalen Szenen, Zänkerei , Lärm, also jede Art von negativem Stress.

Die Bedeutung der Mineralstoffe

Es ist nicht ein Mineral- oder Spurenelement für sich zu betrachten; maßgeblich für die Wirksamkeit im Menschen ist die Komposition der Einzelstoffe. Diese Ausgewogenheit kann nur eine naturgemäße Nahrung bieten, wenn sie unverfälscht erzeugt worden ist (Bioanbau) und viel grünes Gemüse und Samen (Nüsse etc.) enthält. Besonders im vollständigen Getreidekorn finden sich eine Menge an Mineral- und Spurenelementen. Nur Calcium ist im Korn unzureichend vertreten, kann aber leicht ergänzt werden durch alle Sorten an Kohl, Chicoree, Bohnen, Spinat, Kresse, Meerrettich, Orangen, Früchten, Mandeln, Nüsse, Sesam, Mohn. Der Bedarf an Phosphor, Magnesium und Fluor kann durch das Vollkorngetreide allein gedeckt werden. Wir müssen aber beachten, dass Getreidenahrung (Brot, Körnergerichte, Mehlspeisen etc.) mengenmäßig weit hinter Frischkost (Gemüse, Obst...) stehen sollten. Die werdende Mutter leidet manchmal an Kalkmangel, der vielfach zu Zahnschäden führt. Dieser Mangel ist weniger darin begründet, dass zu wenig Calzium in der Nahrung ist, als an dem Unvermögen des Organismus, das Calcium überhaupt aufzunehmen. Es genügt also nicht, einfach Produkte zu essen, die viel Calcium enthalten. Man muss die Faktoren, die die Calzium-Aufnahme behindern, einschränken. Durch eine Eiweißüberfrachtung durch Milchprodukte und Fleisch erfolgt eine Blockade der Calziumaufnahme durch ein Zuviel an Eiweiß. Selbst in ernährungswissenschaftlichen Kreisen wird über diesen Zusammenhang kontrovers diskutiert. Nachgewiesen ist, dass durch den Genuss von viel Gemüse und Obst die Calciumaufnahme angeregt wird und der Calciumgehalt der pflanzlichen Nahrung optimal erschlossen wird. Auch homöopatisches Calcium regt die Calciumaufnahme an. Dadurch ist dann vor allem die Mutter sicher vor einem Calciummangel geschützt.

Eine hervorragende Rolle bei der Skelettbildung des Kindes spielt das Magnesium. Störungen im Magnesiumhaushalt der Mutter sind nicht selten. Woher dieser Mangel? Durch die Raffinierungsprozesse (Weißmehl) wird das Getreide seiner wertvollen Randschichten beraubt, in denen Magnesium angereichert ist. Mit anderen Nahrungsmitteln kann der fehlende Magnesiumgehalt nicht vollwertig ersetzt werden, denn das Getreide gehört zum Grundstock unserer Ernährung.

Nährstoffversorgung

Nach Aussagen von *Prof. Dr. Leitzmann (Vegetarische Ernährung, Verlag Eugen Ulmer Stuttgart 2010)* wird die Zunahme des Bedarfs an Nahrungsenergie während der Schwangerschaft weit überschätzt. Ausreichend sind etwa 10%, was eine zusätzliche Aufnahme von 250 kcal/d während der gesamten Schwangerschaft entspricht. Körpergewichtszunahme von 9-18 kg gilt als normal. Um eine ausreichende Zufuhr von essentiellen Nährstoffen sicherzustellen, ohne die Nahrungsenergieaufnahme wesentlich zu steigern, sollten Lebensmittel mit höherer Nährstoffdichte bevorzugt werden. Wichtigster Einflussfaktor auf das Geburtsgewicht des Kindes ist die Nahrungsenergieaufnahme der Mutter während der Schwangerschaft.

Protein

Der Proteinbedarf erhöht sich ab dem 4. Schwangerschaftsmonat aufgrund der Gewebeneubildung von Plazenta und Fetus sowie der Vermehrung des Hämoglobinbestandes um etwa 20%. Dies erfordert eine Steigerung der Proteinaufnahme um etwa 10g/d, was einer Gesamtzufuhr von etwa 60g/d für eine 60kg schwere Schwangere entspricht (DGE). Da tierische Eiweißquellen häufig energiereich sind, gesättigte Fettsäuren und Cholesterin enthalten, ist eine überwiegende Deckung des Proteinbedarfs durch pflanzliche Proteinträger, wie Vollgetreide und Hülsenfrüchte, sowie grüne Blätter, Gemüse und zusätzlich Mikroalgen, sinnvoll. Niemals kann eine Eiweißüberfütterung über pflanzliche Nahrungsmittel geschehen, sehr leicht aber durch Fleisch und Milchprodukte.

Nach *Dr. Leitzmann* liegt die Proteinzufuhr hierzulande weit über den Empfehlungen, so dass auch bei den meisten Vegetarierinnen eine ausreichende Proteinversorgung gewährleistet ist. Veganerinnen nehmen oft geringere Proteinmengen auf als Mischköstlerinnen oder Lakto- (Ovo-) Vegetarierinnen, kommen damit aber den Zufuhrempfehlungen am nächsten!

Essentielle Fettsäuren

Die langkettigen, mehrfach ungesättigten Fettsäuren Arachidonsäure und Docosahexaensäure (DHA) spielen eine wichtige Rolle bei der Entwicklung von Gehirn und Augen des Fetus bzw. des Säuglings. DHA ist in Mikroalgen und in Fischöl enthalten, sie kann außerdem aus der pflanzlichen Alfa-Linolensäure konvertiert werden. Die Umwandlungsrate ist limitiert, kann jedoch durch eine gesteigerte Zufuhr von Alfa-Linolensäuren verbessert werden. Vegetarische Kostformen enthalten aufgrund der verwendeten pflanzlichen Ole deutlich mehr von der essentiellen Linolsäure als herkömmliche Mischkost. Schwangere Vegetarierinnen und insbesondere Veganerinnen sollten ihre Zufuhr an Alfa-Linolensäure (Omega-3-Fettsäuren), bei gleichzeitiger Verringerung der Linolsäureaufnahme (Omega-6-Fettsäuren), erhöhen. Eine empfehlenswerte Menge von etwa 2-4 g Alfa-Linolensäure/d ist beispielsweise in einem Teelöffel Leinöl enthalten (kaltgepresste Ware!). Da handelsübliche DHA-Präparate Fischöl enthalten (oft schadstoffbelastet), können Vegetarier auch auf DHA- reiches Leinöl oder Walnussöl (kalt gepresst) zurückgreifen.

Vitamine und Mineralstoffe

Zu den potentiell kritischen Mineralstoffen in der Schwangerschaft zählen die Vitamine A, D, B6 und Folsäure sowie die Mineralstoffe Eisen, Jod, Calzium und Zink (*Elmadfa und Leitzmann*).

Vitamin-A

Vegetarierinnen sind im Allgemeinen über die Vorstufe Beta-Carotin besser mit Vitamin-A (Retinol) versorgt als Mischköstler. Der Mehrbedarf für das plazentare Wachstum, die Entwicklung des Fetus und die Anlage eines fetalen Retinolspeichers in der Leber dürfte somit auch von schwangeren Vegetarierinnen problemlos gedeckt werden. Zu den karotinreichen Lebensmitteln zählen gelbes, grünes und orangenes Gemüse wie z. B. Möhren, Feldsalat, Grünkohl, Wirsing, Brokkoli, Mikroalge Spirulina u. a. sowie Obst wie Aprikosen, Mangos, Kakis u. a. Eine exzessive Retinolaufnahme, etwa über Supplemente und den Verzehr von Leber, wird mit einer Reihe teratogener (fruchtschädigender) Effekte in Verbindung gebracht und sollte, insbesondere während der Schwangerschaft, vermieden werden (*Elmadfa und Leitzmann 2004*).

Vitamin-D

Die empfohlene Zufuhr an Vitamin-D für Schwangere entspricht der für Nichtschwangere. Ein Mangel an Vitamin-D während der Schwangerschaft führt bei Mutter und Kind zu Störungen des Calziumstoffwechsels (*Elmadfa und Leitzmann 2004*).

Die wenigen Nahrungsmittel, die nennenswerte Mengen an Vitamin-D enthalten, sind vor allem tierischen Ursprungs z. B. fettreicher Fisch, Käse, Butter. Man findet es aber auch in Pilzen und Kokosnüssen. Bei ausreichender Sonnenbestrahlung wird der Vitamin-D Bedarf über die Eigensynthese der Haut besser gedeckt als durch Lebensmittel. Täglich 10-20 Minuten Sonneneinwirkung auf Gesicht und Hände genügen für die Umwandlung in Vitamin D. Ein zuviel an Vitamin-D bewirkt die Umkehrung der physiologischen

Prozesse. Das überschüssige Vitamin-D führt zum Abbau von Calzium aus den Knochen, die dadurch brüchig werden können.

Vitamin-B6

Aufgrund des gesteigerten Proteinbedarfs während der Schwangerschaft erhöht sich auch der Bedarf an Vitamin-B6. Die durchschnittliche Vitamin B6-Aufnahme von Veganerinnen überschreitet die Zufuhrempfehlungen deutlich. Gute B6-Quellen sind Bananen, Hülsenfrüchte, Walnüsse, Avocados, Vollgetreide, Ölsaaten und Kohl.

Folsäure

Folsäure ist von besonderer Bedeutung in der Schwangerschaft. Sie beeinflusst über ihre Beteiligung an der DNA-Synthese die Teilung und Neubildung von Zellen. Bei unzureichender Folsäureversorgung im ersten Monat der Schwangerschaft kann es beim Fetus zu schweren Fehlbildungen des Zentralnervensystems kommen. Allen Frauen mit Kinderwunsch wird pauschal empfohlen, Folsäure zusätzlich zu supplementieren. Dies ist bei einer vorwiegend pflanzlichen, naturgemäßen Vollwerternährung völlig unnötig. Gute Folsäurequellen sind grüne Blattgemüse (dunkelgrüne Salate und Wildkräuter), rohe Erbsen, grüne Kohlsorten und andere Gemüsearten, Hülsenfrüchte sowie Vollkorngetreide. Synthetische Folsäure, wie sie üblicherweise in Präparaten verabreicht wird, schafft nur Chaos im Körper, wenn eine ausreichende Versorgung über die Ernährung bereits gewährleistet ist. Da Folsäureverluste durch Erhitzen und Lagerung (Licht und Sauerstoffeinfluss) bis zu 90% betragen können, sollte etwa die Hälfte der Nahrung unerhitzt verzehrt werden. Die Einnahme isolierter Folsäure kann bei einer gewohnheitsmäßigen Mangelernährung aber durchaus sinnvoll sein. Vegetarier sind aufgrund ihres reichlichen Verzehrs von folsäurereichem Gemüse, rohen Blattsalaten und Vollkornprodukten im Allgemeinen besser mit Folsäure versorgt als Mischköstler.

Vitamin-B12

Vitamin B12 wird nur von Mikroorganismen synthetisiert und ist besonders konzentriert in tierischen Lebensmitteln enthalten (entstanden durch Bakterientätigkeit in den Mägen der Wiederkäuer und durch verzehrte Mikroorganismen). Veganer sollten ausreichend informiert sein über Vitamin-B12 Quellen im Pflanzenreich um den Bedarf decken zu können. Gut eignen sich Sauerkraut und andere vergorene Gemüse sowie gekeimte Hülsenfrüchte und die Spirulina-Alge, Sojaprodukte und frisches Blattgrün. Die Spirulina-Alge enthält zahlreiche Vitamine, mehr als Früchte und Gemüse, einschließlich Vitamin-B12 (gebildet durch Bakterien auf den Algen). Sammelt man reichlich Wildpflanzenblätter (z.B. Löwenzahn), führt man sich auch über die an der Oberfläche dieser Pflanzen aktiven Bakterien B12 zu (Blätter nicht abwaschen). Und nicht zuletzt ist ein gesunder Darm auch beim Menschen in der Lage, durch entsprechende Bakterien selbst für Vitamin-B12 zu sorgen. Ein Mangel an Vitamin-B12 führt zu Anämie (Blutarmut). Es wird benötigt für die Aktivität der Nervenzellen und bei der Zellteilung. Als einziges Vitamin benötigt es einen Hilfsstoff, den Intrinsic-Factor. Dieser ist ein Protein, das in der Magenschleimhaut gebildet wird. Nur gebunden an dieses Protein kann Vitamin-B12 in unserem Dünndarm in das Blut aufgenommen werden. Im Zweifelsfall lässt sich Vitamin-B12 supplementieren. Der Organismus kann Vitamin B12 etwa 5-10 Jahre lang speichern.

Calcium

Der Fetus reichert im Laufe der Schwangerschaft etwa 30g Calcium an. Eine unzureichende Calziumzufuhr der Mutter hat zwar keine Auswirkungen auf die Calziumversorgung des Fetus, mobilisiert jedoch Calzium aus dem mütterlichen Knochengewebe, so dass es zu einer Demineralisierung der Knochen der Mutter kommen kann. Ärzte raten zu reichlichem Genuss von Milchprodukten. Je eiweißreicher aber die Nahrung zusammengestellt ist, umso größer ist der Calciumbedarf. Eine lebenslange ausreichende Calcium-Zufuhr, vor allem vor dem 35. Lebensjahr, ist eine wichtige vorbeugende Maßnahme. Gute pflanzliche Calciumquellen sind Sesam, Mandeln, Nüsse, Grünkohl, Brokkoli, Kohlrabi, Sellerie, Schwarzwurzeln, Beerenobst Löwenzahn, Alf-Alfa Sprossen, Mikroalgen und Mohn. Diese Lebensmittel stehen in ihrem Gehalt an Calcium den Milchprodukten in nichts nach und bergen nicht die Gefahr der Eiweißüberfütterung, welche die Calciumaufnahme behindert.

Eisen

Der Bedarf an Eisen ist in der Schwangerschaft deutlich erhöht. Es wird von der DGE empfohlen die Eisenaufnahme zu verdoppeln (30 mg/d). Ernährungsstudien ergaben, dass vollwertig ernährte Lakto- Ovo- Vegetarierinnen die höchste Eisenzufuhr erreichten (16,5 mg/d). Vegetarierinnen nehmen durch den reichlicheren Gemüse- und Obstverzehr meist wesentlich mehr Vitamin-C auf als Mischköstler. Vitamin-C verbessert die Eisenaufnahme entscheidend. Eisen resorbstionshemmende Substanzen sind vor allem Polyphenole (z. B. in Tee und Kaffee), Soja- und Milchprotein sowie Ei-Albumin. Gute pflanzliche Eisenlieferanten sind Hülsenfrüchte, Mandeln, Nüsse, Samen, Vollkorngetreide, Hirse, grünes Gemüse, Mikroalgen (Spirulina), Feigen, Erdbeeren, Heidelbeeren. Bei diagnostiziertem Eisenmangel sollten Eisenpräparate nach Anweisung des Arztes eingesetzt werden.

Jod

Für Schwangere empfiehlt die DGE eine Steigerung der Jodzufuhr um 15%. Ein schwerer Jodmangel während der Schwangerschaft erhöht das Risiko für

Tod- und Fehlgeburten und beim Kind führt es zu irreparablen Entwicklungsstörungen. In den Industrieländern kommt Jodmangel jedoch so gut wie gar nicht vor. Bei Veganerinnen, die nicht bewusst auf eine erhöhte Jodzufuhr über die Nahrung geachtet haben, lag die Jodzufuhr deutlich unter den Empfehlungen. Eine konsequent vegane Ernährung setzt immer einen gewissen Informationsgrad voraus. Eine sehr niedrige Jodzufuhr führt sowohl bei den Müttern als auch deren Neugeborenen zu einem Jodmangelstruma sowie zu Störungen der Schilddrüsenfunktion. Empfehlenswert ist die ausschließliche Verwendung von Meersalz, jodiertem Speisesalz oder Algen, wenn kein Tiefseefisch gegessen wird. Der tägliche Apfel sollte immer mit Schale und Kerngehäuse gegessen werden. Im Kerngehäuse findet man Spuren von Jod.

Zink

Während der Schwangerschaft sinken die Plasmaspiegel an Zink kontinuierlich bis auf 35% der Werte von Nichtschwangeren ab. Zur Deckung des Mehrbedarfs empfiehlt die DGE eine Erhöhung der Zinkzufuhr von 7 auf 10 mg/d über Nahrungsergänzungsmittel. Bei erwachsenen vegetarisch lebenden Vollwertköstlerinnen besteht trotz der etwas niedrigen Zinkzufuhr kein erhöhtes Risiko für einen Zinkmangel im Vergleich zu Nichtvegetariern. Phytate im Vollgetreide können die Zinkresorption vermindern. Durch Zubereitungsverfahren wie Keimung, Sauerteiggärung, Einweichen über mehrere Stunden kann Phytat jedoch abgebaut und die Bioverfügbarkeit von Zink verbessert werden. Industriezucker raubt dem Organismus viel Zink. Zinkvorkommen sind Hafer, Hülsenfrüchte, Sonnenblumenkerne (gekeimt) und Kokosnuss, Mandeln, Avocados, Grünkohl. Fleisch ist ebenfalls eine bedeutende Zinkquelle, aber mit allen Nachteilen des Fleischkonsums teuer erkauft. Der Zinkgehalt von Getreide sinkt mit steigendem Ausmahlungsgrad.

Eisen: eine lange Geschichte

Von Kindesbeinen an wissen wir aus mehr oder weniger leidvoller Erfahrung am Essenstisch, wie wichtig Eisen für unser Gedeihen sein soll. Wer zu wenig Eisen zu sich nimmt, wird bleich, krank und blutarm. Sogar der bärenstarke Zeichentrick-Seemann „Popeye“ schöpfte seine überragenden Muskelkräfte aus dem angeblich so eisenreichen Spinat. Wen stört es da, dass die Mär vom „guten Eisenlieferanten“ Spinat auf einem Tippfehler in einer Nährwerttabelle beruht.

Seit Jahrzehnten werden immer wieder dieselben Argumente ins Feld geführt: Eisenmangel entstehe so leicht, weil unser Körper es schlecht aus der Nahrung ausnutzt und die Nahrung insgesamt zu wenig Eisen enthielte. Bemerkenswert ist, dass noch nie so viel eisenreiche Speisen wie heute gegessen wurden. Ein starker Eisenlieferant, das Fleisch, kommt heute bei den allermeisten nicht zu knapp auf den Teller. Ein Drittel der Menschheit, Frauen im gebärfähigen Alter, sollen in ständiger Eisenmangel-Gefahr schweben. Es ist zwar zu beobachten, dass der Eisenpegel der werdenden Mütter während der Schwangerschaft abnimmt. Damit wird Angst ausgelöst, unterversorgt zu sein und schnell greift man zu Eisen-Präparaten, die vom Körper sehr schlecht aufgenommen werden können. Die Klage der Ernährungsexperten, dass wir nur 10% des Eisens aus der Nahrung ausnutzen können, sollte stutzig machen. Könnte es nicht sein, dass sich der Körper sogar dagegen wehrt, zuviel Eisen abzubekommen? Ein Hinweis wäre: Menschen mit erhöhtem Eisenspiegel erkranken eher an Infektionen, da die meisten Krankheitserreger Eisen für ihr Wachstum benötigen. Da es für Bakterien lebensnotwendig ist, reguliert der Körper das verfügbare Eisen stets auf ein niedriges Niveau herunter. Bei Infektionen sinkt der Eisenpegel im Blut also sofort ab. Eisenpräparate nützen nicht immer unserer Gesundheit, sondern nähren vielfach die schädlichen Mikroben. Das erklärt auch den vom Körper eingeleiteten „Eisenmangel" in den letzten Schwangerschaftswochen, eine uralte Versicherung der Natur gegen Infektionen bei der Geburt. Mit speziellen „Eisenfängern" im Blut, wie dem Transferrin, versucht der Körper daher, jedwedes freie Eisen vor dem Zugriff der Mikrobe zu bewahren. Der Körper hält seinen Eisenpegel gerade so hoch, durch einen inneren Regulationsmechanismus, dass er damit überleben kann. Diese Anpassung lässt sich auch nicht mit Stoffen, die die Eisenaufnahme steigern sollen, überlisten. Das Eisen ist viel zu gefährlich, als dass sich der Körper austricksen ließe, auch nicht mit hohen Dosen Vitamin-C. Es ist bekannt, dass Eisen sehr reaktionsfreudig ist. Ungeschützt dem Sauerstoff der Luft ausgesetzt "rostet" es schnell. Der Körper verpackt das Eisen daher sorgfältig in spezielle Eiweißkörper und schirmt es nicht nur vor unerwünschten Mikroben, sondern auch vor Reaktionen mit anderen Zellbestandteilen ab. Wird Eisen frei, z. B. beim Ausrangieren „verbrauchter" roter Blutkörperchen, ist sofort das Transferrin zur Stelle und fängt das Eisen wieder ein. Eisen wird inzwischen auch als eine Ursache für Krebs diskutiert. Ein tatsächlich niedriger Eisenspiegel sollte nicht zur gedankenlosen Verabreichung von Eisen verleiten, bevor nicht die Ursache, z. B. eine verdeckte Infektion, abgeklärt ist. Auch eine rein pflanzliche Ernährungsweise, wenn sie naturgemäß und vollwertig ist, zusammengestellt mit einer reichlichen Auswahl grüner Salate wie auch Wildkräuter, Vollkorngetreide, Hirse und Quinoa, kann den Eisenbedarf decken, sowohl des Erwachsenen, der Schwangeren wie auch des Säuglings und Kleinkindes. Eisengaben sind nur dann sinnvoll, wenn tatsächlich Symptome einer Anämie vorliegen. Ansonsten wird oral verabreichtes Eisen zum großen Teil gar nicht resorbiert und gelangt in den Dickdarm, wo es sogar das Risiko einer Darminfektion erhöht.

Kochsalz

Im Verlauf einer normalen Schwangerschaft kommt es zu einer erheblichen Wasseransammlung von 3-4 Litern im Gewebe der Mutter. Die Neigung zu vermehrter Flüssigkeitsansammlung kann durch den Kochsalzgehalt der Nahrung begünstigt werden. Es ist daher sinnvoll, die Kochsalzzufuhr einzuschränken um Ödemen und Wasseransammlungen vorzubeugen. Eine Reduktion unter 6 g täglich (eingerechnet das „verborgene" Kochsalz in den Nahrungsmitteln) ist anzuraten. Die Mutter sollte darauf achten, keine Nahrungsmittel zu sich zu nehmen, die viel Salz enthalten. Schnell summieren sich auch kleine Mengen. In Brot, Fleischgerichten, Wurst und Käse ist in der Regel viel Salz enthalten. Ebenso reich an Salz ist Restaurantessen, Fast-Food und alle Fertigprodukte (Pizza...).

Nahrung für die Seele

„Schwangere Frauen müssen für ihren Körper Sorge tragen; ihr Gemüt aber sollen sie von Sorgen frei halten, denn das werdende Kind nimmt vieles von der es tragenden Mutter an, wie die Pflanze von dem Erdreich, in dem sie wurzelt:" (Aristoteles)

Die Einflüsse der Mutter auf ihr Kind in der Schwangerschaft beschränken sich nicht auf den reinen Austausch von Stoffwechselprodukten. Die Gesundheitsfrage des Kindes schließt auch emotionale, psychische Faktoren mit ein. In diesem Zusammenhang ist man leicht in der Gefahr zu moralisieren. Das Gefühlsleben eines jeden Menschen lässt sich natürlich an keiner Norm ausrichten. Charakter und Eigenarten der Eltern sind wenig veränderbar und spielen im ganzen Leben des Kindes immerzu eine prägende Rolle. Dennoch lohnt es sich, einmal einen Blick darauf zu richten, wie massiv wir schon das Kind im Mutterleib beeinflussen. Vielleicht ist das Anlass für den einen oder anderen, diesen Prozess einmal kritisch auf sich selbst bezogen zu hinterfragen.

Der erste, der sich intensiv mit psycho-sozialen Einflüssen auf das im Mutterleid heranwachsende Kind beschäftigt hat, war der Parapsychologe und Philosoph *Karl Freiherr du Prel* (1839-1899). Es ist eine wichtige Erkenntnis vor allem auch der psychotherapeutischen Forschung, dass das Kindes schon vor der Geburt sowohl an psychischen, emotionalen Vorgängen der Mutter teilnimmt als auch empfindsam ist für Einflüsse von außerhalb des Mutterleibes. Mutter und Kind sind durch physische Verbindungen unmittelbar aneinander

gekoppelt. Allgemein bekannt ist die negativ prägende Ablehnung des Kindes durch die Mutter schon während der Schwangerschaft.
Wir wissen, dass alle positiven und negativen Veränderungen im Stoffwechsel auch das Kind treffen. Alkoholisierung der Mutter z.B. tritt in gleicher Konzentration im Organismus des Kindes auf, wirkt dort aber naturgemäß viel stärker. Nervöse Schädigungen sind die Folge. Dasselbe gilt für Nikotin, alle betäubenden oder stimulierenden Stoffe, Drogen und Genussgifte. Auch an der vermehrten Ausschüttung des innersekretorischen Produkts der Nebennieren, Adrealin, hat der kindliche Organismus unmittelbar Anteil.

Aber auch sämtliche Gefühlsregungen der Mutter erreichen das Kind. Auch Gedanken und Wünsche haben ihre Wirkung. Das allgemeine Wissen darüber ist bruchstückhaft. Man will lieber nichts davon wissen, sind wir doch so von einer weiteren großen Verantwortung für das heranwachsende Leben entbunden. Auch steckt die wissenschaftliche Erforschung der Wirkungskreise von psychosozialen Einflüssen auf das Kind im Mutterleib noch in den Kinderschuhen. Weitestgehend müssen wir uns auf Erfahrungsberichte von Müttern stützen, die derartige Prozesse beobachtet haben. Auch aus der Praxis des Psychotherapeuten ergeben sich Hinweise darauf, dass das ungeborene Kind ganz und gar nicht unberührt bleibt von unserer emotionalen und geistigen Verfassung. *K.O. Schmidt* hat sich in seinem Buch "Vorgeburtliche Erziehung" ausführlich diesem Themenbereich zugewandt mit überraschenden Ergebnissen. Je harmonischer und liebevoller die Mutter ihre Umgebung und ihr Innenleben gestaltet, desto positiver sind die Einflüsse auf ihr Kind. Fremdeinflüsse, die sich massiv auf das Gefühlsleben der Mutter auswirken, sollten bewusst wahrgenommen und kontrolliert werden (Streit und Ärger, Filme, Events etc.).
"*Auch der Ehepartner sollte in dieser Zeit von seiner Partnerin alle Ärgernisse, Aufregungen, Erschütterungen und Sorgen fernhalten, ihr vielseitig beistehen und ihr so viele positive, fröhlich stimmende, ermutigende, liebevolle Impulse wie möglich in Gedanken, Worten und Handlungen vermitteln*" *(K.O.Schmidt, vorgeburtliche Erziehung).*

Ultraschalluntersuchungen

Ultraschall-Untersuchungen während der Schwangerschaft sind ein fragwürdiger Eingriff, wenn man mögliche Wirkungen auf das Kind betrachtet. Zwar sind Ultraschallwellen an sich unhörbar, doch durch die piezoelektrischen Effekte der Knochen der Mutter und anderer physikalischer Komponenten im Körper werden diese Ultraschallwellen möglicherweise für das Baby zu hörbaren Wellen, die 100 Dezibel erreichen. Das entspricht einer einfahrenden U-Bahn im Bahnhof. Das Strampeln des Babys bei einer Ultraschallaufnahme ist wohl kaum ein „Hallo-Sagen", sondern sehr viel wahrscheinlicher eine Angst- und Schmerzreaktion. Außerdem führt Ultraschall nachweislich zur Anomalie von Clustern in Flüssigkeiten, also auch in Körperflüssigkeiten. Die Auswirkungen sind noch weitgehend unerforscht. Wir wissen aber, dass die molekularen Cluster-Strukturen von Wasser in der Natur generell eine wichtige Rolle spielen. Die Aussagen der Ärzte über die Harmlosigkeit des Ultraschalls sind keine verlässliche Informationsquelle. Es ist durchaus verständlich, wenn eine schwangere Frau sich für Ultraschall-Untersuchungen entscheidet. In der heutigen Gesellschaft scheint dies selbstverständlich zu sein und es besteht ein entsprechender Erwartungsdruck, solche Untersuchungen durchführen zu lassen. Eine Einschränkung auf ein Mindestmaß wäre aber ein erster Schritt, die Angelegenheit mit Vorsicht zu betrachten. Über die schädlichen Aspekte der Ultraschall-Untersuchungen stehen vielfältige Informationen zur Verfügung.

Übelkeit und Schwangerschaftserbrechen

Übelkeit und Erbrechen sind oft die ersten Symptome für den Beginn einer Schwangerschaft und befallen alle Schwangeren mehr oder weniger stark. Diese Symptomatik ist allen Kulturen und Völkern eigen. Übelkeit und Erbrechen während der ersten drei Monate sind keine Krankheit, sondern eine natürliche Reaktion des Körpers, geregelt über Hormonausschüttungen. Nahrungsaversionen sind übliche Mechanismen, die uns helfen, Schädliches oder Gift zu vermeiden. Was uns nicht gut tut, merkt sich der Körper unwillkürlich und mag es, zumindest für eine bestimmte Zeit, nicht mehr. Auf den Embryo, der sehr empfindlich ist, wirken schon kleinste Mengen ein, obwohl sie das Befinden seiner Mutter noch gar nicht beeinträchtigen. Bei ihm kann beispielsweise das Solanin (Abwehrstoff der Kartoffel) Missbildungen wie offenen Rücken auslösen. Der Schutz, den der Embryo vor natürlich vorkommenden Pflanzen -und Bakteriengiften aus der Nahrung hat, ist das Erbrechen der Mutter. Diesen Schutz benötigt er nur in den ersten drei Monaten, denn in dieser Zeit ist er am empfindlichsten. Vom 20. bis 56. Tag nach der Empfängnis bilden sich die Organe aus. In diesem Zustand braucht der Embryo noch nicht viel Nährstoffe. Für ihn ist es wichtiger, dass diese äußerst empfindliche Wachstumsphase ungestört und ohne die geringste Gifteinwirkung ablaufen kann. Das heißt, für den Embryo ist es optimal, wenn die werdende Mutter gerade jetzt nicht viel isst, wenn sie jetzt auch eine Abneigung gegen Genussmittel wie Kaffee, Tee, Kakao oder auch Fleisch, Fisch und Milch hat, wie wir noch sehen werden, alles potentielle Gefahrenquellen für unsere Gesundheit.

Medizinische Studien belegen, wie wichtig dieser Schutzmechanismus ist. Frauen die während der ersten drei Monate stark an Übelkeit litten, haben weniger Fehlgeburten. Am sichersten wäre es, einen "gereinigten" Organismus schon vor der Schwangerschaft zu haben, frei von Stoffwechselschlacken und potentiellen Giftstoffen. Sind die Organe beim Embryo erst einmal angelegt, wird aus ihm ein Fötus. Jetzt kann nicht mehr so viel passieren und wie auf Knopfdruck ist es auch mit der Übelkeit der Mutter vorbei. Diese feinen Regulationsmechanismen laufen für die Schwangere unbewusst und hormongesteuert ab. Oft verlangt die Schwangere nach natürlich gesäuerten Produkten (Essiggurken, Sauerkraut...). Diese enthalten besonders viel eines Wirkstoffes, der für den Aufbau der Placenta benötigt wird.

Schon vor der Schwangerschaft auf eine gesunde, biologische Ernährungsweise umzusteigen, ist immer eine gute Empfehlung. Reinigend und entschlackend wirken folgende Lebensmittel: Rohes reifes Obst, wenn es für sich alleine gegessen wird (und vor den Mahlzeiten), rohe Salate und Gemüse, Wildkräuter, Kokosöl, Mikroalgen wie Spirulina, Chlorella. Verschlackend wirkt: Fleisch, Fisch, Milch und deren Produkte, Industriezucker, Weißmehl und deren Erzeugnisse, Industriefette, Ärger und Stress.

Anpassung nach der Geburt

Sobald das Baby geboren ist, ist ein entspannter, natürlicher Umgang mit dem Kind entscheidend. Vieles wird automatisch, ja wie von selbst ablaufen. Der Säugling macht nach der Geburt völlig neue Erfahrungen, unter anderem kann er jetzt riechen. Möglicherweise assoziiert das Baby die Geschmackswelt des Fruchtwassers nun mit dem Geruch der Mutter und deren Milch. Deswegen ist es so wichtig für das Neugeborene gleich nach der Geburt auf den Bauch der Mutter gelegt zu werden, damit es sofort die Verbindung herstellen kann. Dieser Annäherungsprozess, bei dem fast stündliche Begegnungen zwischen dem wachen Kind und der Mutterbrust notwendig sind, schaffen ein enges Band zwischen Mutter und Kind und sind prägend. Sobald die Mutter nur daran denkt, ihren Säugling zu stillen, wird das Hormon Prolaktin ausgeschüttet und der Milcheinfluss setzt ein, Geruchsstoffe werden über die Brüste freigesetzt. Das Kind "schnüffelt", es nimmt regelrecht Witterung auf, es sucht den jetzt vertrauten Geruch. Das Auftragen von Parfüm oder geruchsstarken Cremes in dieser Zeit ist ungünstig.

Zusammenfassung

Der weibliche Körper ist von Natur aus perfekt ausgestattet, um ein Baby gesund gedeihen zu lassen. Ein vielfältiges Nahrungsangebot lässt der werdenden Mutter jede Wahl, das Beste aufzunehmen. Es liegt letztendlich allein am Bewusstseinsstand der Mutter, diese für das Kind so grundlegende Phase so optimal wie möglich zu gestalten.

Eine sich vorwiegend aus Pflanzen, vollwertig ernährende werdende Mutter ist bestens mit allen notwendigen Nähr- und Vitalstoffen versorgt, auch wenn sie auf Fleisch- und Milchprodukte verzichtet. Sie achte auf Frische, auf Bioqualität und schonende Zubereitung (Kartoffeln, Äpfel, Möhren usw. nicht schälen), auf einen hohen Rohkostanteil (wenigstens 50%), ausschließlich Vollkorngetreideprodukte, viel frisches Obst und Gemüse, vor allem grünes Gemüse und grüne Blattsalate (auch Wildkräuter wie Brennnessel, Löwenzahn, Spitzwegerich usw.), Sprossen und Keimlinge, als Nahrungsergänzung Mikroalgen (z.B. Spirulina). Diese Lebensmittel haben von Natur aus eine hohe Nährstoffdichte. Die Pharmaindustrie redet den Menschen ein, dass die regelmäßige Einnahme von Vitaminpillen ihr Leben gesünder macht. Viele der hochdosierten Mittel aber sind schädlich und helfen nur denen, die sie herstellen (*siehe Spiegel, 3/2012*). Die Krankheitsanfälligkeit einer Frau ist in der Schwangerschaft übrigens erheblich reduziert. So bekommen schwangere Frauen praktisch niemals Krebs. Im Vergleich zu nicht schwangeren Frauen der gleichen Altersgruppe, die in ungefähr den gleichen Lebensumständen leben, ist die Krebswahrscheinlichkeit während der Schwangerschaft um mehr als das Zehnfache geringer. Dies ist ein deutlicher Hinweis auf die Intelligenz der Natur, die in dieser wichtigen Zeit alle Ressourcen optimiert. Geben wir noch das Unsere dazu mit einer möglichst naturbelassenen, lebendigen Nahrung, die ihren hohen Wirkungsgrad auch für das heranwachsende Leben voll entfalten kann. *„Ein Kind ist sichtbar gewordene Liebe" (Novalis)*

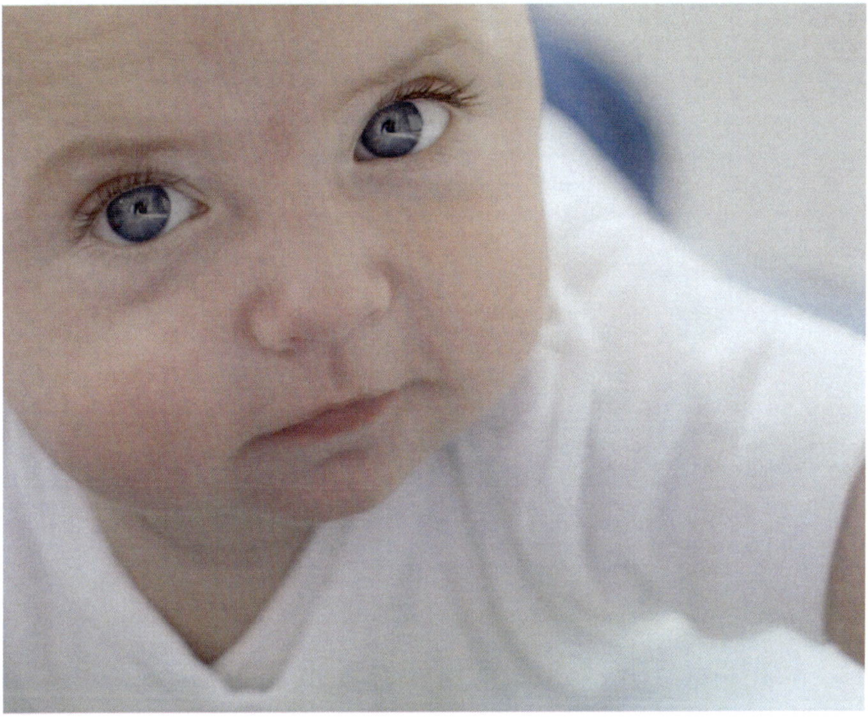

Mythos – Kuhmilch

Quelle der Gesundheit oder Ursache vieler Krankheiten?

Dieses Kapitel wiederholt entsprechende Angaben aus meinem ersten Buch. Dies ist notwendig, weil über die Verwendung von Milch in der Kleinkindernährung ein großer Informationsmangel herrscht. Gerade die junge Mutter ist leicht verunsichert, wenn der Wert von Milch als Lebensmittel angezweifelt wird. Nur auf der Basis umfassender Informationen kann sie relevant entscheiden, ob sie sowohl für sich selbst, als auch für ihr Kind Milch und Milchprodukte in die Ernährung einbaut oder nicht.

Milch ist gesund und macht stark! Die Kühlregale im Supermarkt sind Rand voll mit Milchprodukten jeglicher Art. Ein Rückgang des Verbraucherinteresses ist nicht zu verzeichnen, im Gegenteil. Wie kann da jemand ernsthaft behaupten, Milch sei schädlich für die menschliche Gesundheit, ja, sie sei gar Mitverursacher für so schreckliche Krankheiten wie Diabetes oder Krebs, Allergien oder Osteoporose. Und bekommt das Kind nicht auch von Anfang an Milch, nämlich die Milch ihrer Mutter, und die wird als ideales Lebensmittel angepriesen. Um es gleich zu sagen: Tiermilch ist in seiner Zusammenstellung nicht an menschliche Säuglinge angepasst, enthält artfremdes Eiweiß und Zusatzstoffe, die vom Menschen nur schwer verarbeitet werden können.

Dass es mit einer pauschalen Verteufelung von Milch und Milchprodukten aber nicht getan ist, wird in den folgenden Kapiteln ausführlich dargestellt. Die Angelegenheit stellt sich wesentlich komplexer dar, wenn man auch im Endeffekt vom Verzehr von Milchprodukten muss.

Kuhmilch

Wenn hier von Milch gesprochen wird, ist im Allgemeinen Tiermilch gemeint, allen voran die Kuhmilch und ihre Produkte, die der Mensch zu einem wesentlichen Bestandteil seiner Ernährung gemacht hat.

Die Angst der Mütter, ihre Kinder ohne Kuhmilch großzuziehen, ist groß. Auch Fleisch muss sein, damit das Kind neben Calcium aus der Milch auch genügend Eisen und Eiweiß mit der Nahrung aufnimmt.

Man kann zweifelsfrei feststellen: Milch und Milchprodukte enthalten viele wichtige Mineralstoffe, Spurenelemente und Vitamine, dazu viel hochwertiges Eiweiß und natürlich eine Menge Calcium. Im Grunde genommen ist eine reine, rohe Kuhmilch ein wertvolles Lebensmittel. Also, was soll die ganze Aufregung?

Milch wird zum Problem

In den letzten Jahren mehren sich auch unter Wissenschaftlern die Stimmen, die den bisher der Milch nachgesagten hohen Wert für die menschliche Ernährung anzweifeln, ja weit schlimmer, die den Genuss von Milch und Milchprodukten sogar für viele zum Teil lebensbedrohliche Krankheiten verantwortlich machen. Da haben wir Unmengen von Milch, Jogurt und Quark in uns hineingeschüttet und haben doch Calcium Mangel, der sich in einer ungebremsten Ausbreitung der Osteoporose zeigt. Ganz fatal wird es, wenn man das ernst nimmt, was Wissenschaftler inzwischen eindeutig belegen können: Milch macht krank, und zwar auf fast allen Ebenen: Kreislauferkrankungen aller Art, Allergien, Verdauungsstörungen, Schnupfen, Schwächung des Immunsystems, psychische Krankheiten und Verhaltensstörungen, Krebs und nicht zuletzt Osteoporose werden mit Milchkonsum in Verbindung gebracht.

Man kann sich vorstellen, dass die Milchindustrie in keiner Weise begeistert reagiert und alles in ihrer Macht stehende tut, die Veröffentlichung entsprechende Ergebnisse zu verhindern oder herunterzuspielen versucht. Und man kann sich vorstellen, wie peinlich es einem Orthopäden sein muss, die Flyer aus dem Wartezimmer zu verbannen, die als bestes Mittel gegen Osteoporose zu eifrigem Milchkonsum auffordern, und seinen Patienten das Gegenteil von dem anzuraten, was er Jahrzehnte lang gepredigt hat.

Wollen wir von Anfang an das Beste für uns und unser Kind, dann müssen wir den Faktor Milch in der Ernährung verstehen können, müssen anhand von Fakten entscheiden können, was wir uns und unseren Kindern zumuten werden.

Milch in "Frage" stellen!

Um es gleich am Anfang zu sagen: Genau genommen geht es nicht darum, Milch als Lebensmittel grundsätzlich abzulehnen. Problematisch ist die Minderung der Qualität durch die industrielle Verarbeitung , die Rückstände von Futtermittelzusätzen und Medikamenten und der Eiweißüberschuss in der Milch, der Stoffwechselprozesse beeinträchtigt. Dazu kommt noch, dass gerade Säuglinge große Probleme haben das Kasein der Kuhmilch überhaupt zu verdauen. Außerdem ist die Tiermilch mit einer anderen hormonellen Steuerung versehen, wie menschliche Muttermilch. Alles zusammengenommen macht Milch zu einem nicht zu unterschätzenden Risiko für den Säugling und letztendlich auch für uns Erwachsene.

Werfen wir einen Blick in das Tierreich. Alle im Freien lebenden Säugetiere ernähren ihre Jungen in der Säuglingszeit ausschließlich mit der Milch ihrer Art. Die Milch ist ein lebenswichtiges Überbrückungs- und Aufbaulebensmittel bis zu der Zeit, in der das junge Tier die Nahrung des erwachsenen Tieres frisst. Keine Tierart benutzt dazu von Natur aus die Milch einer anderen Art. Dass dies im Notfall aber durchaus das Überleben sichern kann zeigen Beispiele von Hunden, die Katzenbabys säugen. Möglich ist dies aber in der Regel nur unter Einfluss des Menschen. Ebenso kann Tiermilch durchaus Überleben und Wachstum eines menschlichen Säuglings ermöglichen. Man mag aber bedenken, dass vor nicht langer Zeit die Milch einer Amme als natürliche, artgerechte Milchquelle jedem Tierprodukt vorgezogen worden ist.

Inzwischen hat es der Mensch zur Gewohnheit gemacht, Kuhmilch in großem Stil in die Ernährung sowohl des Säuglings als auch des Erwachsenen einzubauen. Dahinter steckt eine Behauptung einer alten, längst überholten Lehre, dass der Mensch mit der eiweißreichen Kuhmilch seinen eigenen Ei-weiß- und

Calciumbedarf am besten decken könne. Zusätzlich wurde behauptet, dass das Eiweiß aus pflanzlicher Kost nur schwer vom Körper erschlossen werden kann und außerdem nicht in der notwendigen Menge über die Nahrung herangeschafft werden könne. Auch verfüge pflanzliches Eiweiß nicht über alle Aminosäuren, das tierische schon. Das mag stimmen auf den Verzehr einer einzelnen Pflanzenart bezogen. In der Kombination mit unter-schiedlichen pflanzlichen Produkten nimmt der Mensch aber alle notwendigen Arten von Aminosäuren ohne Probleme auf. In der Ernährungsforschung ist längst nachgewiesen, dass die Eiweißversorgung des Menschen allein über pflanzliches Protein ohne Einschränkungen möglich ist. Eine ganze Reihe erfolgreicher Leistungssportler, die sich rein vegan ernähren, beweisen dies anschaulich. Entscheidend wird aber die Frage, ob die Zufuhr von tierischem Eiweiß, wie es durch die Milch in großen Mengen geschieht, für unsere Gesundheit schädlich ist oder nicht.

Große Unsicherheit besteht auch über die Menge an Protein, die der Mensch für ein gesundes Wachstum braucht. Verfolgt man die empfohlenen Mengenangabe maßgeblicher Kreise in den letzten 100 Jahren sinken die Zahlen beständig. Wir brauchen viel weniger Eiweiß, als wir glauben. Die Verunsicherung ist groß. Da den Eltern Wachstum und Gesundheit ihrer Kinder natürlich sehr am Herzen liegen, greifen sie sicherheitshalber zu dem Produkt, das traditionell als der beste Eiweißlieferant gilt: Fleisch und Milch. Dementsprechende Ratschläge der Ärzte und die Propaganda der Milchindustrie tun ihr Übriges.

Milch als Eiweißgradmesser

Die Muttermilch gibt uns wichtige Hinweise in der Beantwortung der Frage, wie hoch der Bedarf an Eiweiß in der Nahrung sein soll. Wir wissen, dass die Muttermilch bei allen Säugetieren das ideale Lebensmittel für den Säugling ist, von der Natur ideal komponiert. Da ihre chemische Zusammensetzung an die Anforderungen der jeweiligen Tierart adaptiert ist, kann sie als Maßstab für eine vollkommene Nahrung angesehen werden.

Die Muttermilch des Menschen enthält weniger als 2 Prozent Eiweiß. Mit dieser Eiweißmenge gedeiht der Säugling prächtig, wächst und entfaltet sich, verdreifacht in einem Jahr sein Gewicht. Nimmt man die Muttermilch als Maßstab für ein ideal zusammengesetztes Lebensmittel für den Menschen, so bedeutet das, dass der Eiweißgehalt unserer Nahrung nicht höher als 2 Prozent zu sein braucht. Wenn man noch berücksichtigt, dass dieser Eiweißgehalt ein so rasches Wachstum beim Säugling ermöglicht, benötigt der Erwachsene, der nur noch einen Erhalt- und Betriebsstoffwechsel hat, sicher sogar weniger

Eiweiß als zwei Prozent. Es ist auch interessant, dass zwei Prozent Eiweiß einem Eiweißgehalt in Pflanzen entspricht, welche diejenigen Tiere fressen, die ausschließlich von Pflanzen leben (Kühe...) und es reicht offensichtlich vollkommen aus, um starke und mächtiger Körper zu erschaffen.

Wenn man aber den Eiweißgehalt in einer durchschnittlichen bürgerlichen Ernährung errechnet, so kommt man infolge des Verzehrs von Fleisch, Wurst, Fisch, Eiern, Quark, Käse und Milch auf 10 bis 20 Prozent Eiweiß. Diese Kostform stellt gemessen an der Muttermilch eine Eiweißüberernährung dar. Die Schulmedizin geht davon aus, dass der Überschuss vom Körper problemlos ausgeschieden wird. Und hier scheiden sich die Geister. Die Existenz von sogenannten **Eiweißspeicherkrankheiten** wird bis heute von der Schulmedizin nicht anerkannt, obwohl durch unzählige Untersuchungen belegt. Dass es bei der Gesundheitsfrage aber nicht nur um die Herkunft und Menge des verzehrten Eiweißes geht, sondern um seine Verfügbarkeit, sollten Forschungen von Prof. Kollath beweisen.

Natives (lebendiges) oder denaturiertes (totes) Eiweiß?

Den entscheidenden Durchbruch in der Klärung der Eiweißfrage brachten die Forschungen von *Professor Kollath*. Seine Forschungen ergaben, dass es gar nicht entscheidend ist, ob das Eiweiß aus dem Tier- oder Pflanzenreich stammt, sondern ob es nativ oder denaturiert ist.

Unter nativem Eiweiß versteht man noch natürliches, lebendiges Eiweiß, das nicht einer Erhitzung ausgesetzt wurde. Die Grenze, bei der Protein in seiner Struktur zerstört wird, liegt bei 43 Grad.

Unter denaturiertem Eiweiß versteht man also Eiweiß, das seine lebendige Struktur verloren hat. Dadurch verliert es weitgehend seine Verfügbarkeit im Stoffwechsel.

Der Zufall führte *Prof. Kollath* in einem Tierexperiment auf die richtige Fährte. Seine klassischen Versuche in der Vitaminforschung wurden nach internationaler Übereinkunft von je her mit Kasein, also durch Milcheiweiß als Eiweißträger durchgeführt. Bei der geplanten Fortführung der Versuche in der Vitaminforschung fehlte Prof. Kollath, infolge der Kriegsverhältnisse, das bisher benutzte übliche, reinste Kasein der Firma Merck, das bei 73°Celsius durch Alkoholextraktion aus Kuhmilch gewonnen wurde. Kollath stellte sich daher das Eiweiß im Labor selbst her, extrahierte es aber aus der Milch bei 34° Celsius mit Äther, der einen niedrigeren Gefrierpunkt hat als Alkohol.

Die Versuchstiere erwiesen sich, im krassen Gegensatz zu früheren Versuchen mit dem Kasein der Firma Merk, als ausgesprochen widerstandfähig und langlebig, trotz der Ausfälle, die sich infolge des gewollten Vitaminmangels (versuchsbedingt) zeigten. Entscheidend war anscheinend die Gabe von nicht denaturiertem Eiweiß (nicht über 43 Grad erhitzt), das noch in der Lage war, Lebensprozesse aufrecht zu erhalten.

Gemessen an den Forschungsergebnissen *Kollaths,* aus denen die zentrale Bedeutung des nativen, lebendigen, nicht erhitzten Eiweißes hervorgeht, erscheinen manche Beobachtungen auf dem Ernährungsgebiet in einem anderen Licht. Der Mensch ist das einzige Lebewesen, das seine Nahrung systematisch Hitzeprozessen aussetzt. Alle Lebewesen in der freien Wildbahn fressen ihre jeweilige Nahrung unerhitzt, gleichgültig ob es sich um Raubtiere handelt oder um Pflanzenfresser. Sollte die Bandbreite menschentypischer Krankheitsbilder mit der Denaturierung von Eiweiß etwas zu tun haben.

Das Wesentliche an der Eiweißfrage ist wohl nicht, ob das Eiweiß aus einer pflanzlichen oder tierischen Quelle stammt. Beides ist erscheint vollwertig. Ausschlaggebend ist sein Zustand und damit die Verwertbarkeit, die durch Erhitzung gemindert oder ganz vernichtet wird.

Auf die menschliche Ernährung bezogen heißt das, dass alle erhitzen, proteinhaltigen Lebensmittel wertgemindert sind. Sämtliche Kochprozesse, jegliche industrielle Verarbeitung durch Hitze, nimmt unserer Nahrung ihren Wert in Hinsicht auf die Verwertbarkeit von Protein. Sie enthält zwar noch andere Nähr- und Vitalstoffe, eine Menge Kalorien und Ballaststoffe, aber kein voll verwertbares Protein mehr. Wir wissen, dass auch der Vitamingehalt in Lebensmitteln durch Erhitzungsprozesse einschneidend gemindert wird.

Womit wir wieder bei unserer Milch angelangt sind. Dieses ursprünglich durchaus wertvolle Lebensmittel wird, sogar von Gesetz wegen, aufwändigen Verarbeitungsprozessen unterworfen, womit eine Grunderhitzung auf 70-110 Grad durch Pasteurisierung vorgeschrieben ist, um gefährliche Bakterienstämme abzutöten. Dass dabei auch der Vitalgehalt des Proteins weitgehend erledigt wird, scheint als Kollateralschaden abgetan zu werden. Mit dieser Behauptung macht man sich in wissenschaftlichen Kreisen keine Freunde. Im Allgemeinen geht man davon aus, dass Proteine im Körper beim Verdauungsprozess in Mund, Magen und Darm eh "zerstört" werden, aufgespalten in die einzelnen Aminosäuren, also ebenfalls durch agressive Prozesse (Säure) denaturiert werden, aus denen der Körper dann körpereigene Proteine problemlos wieder aufbaut. Ein Erhitzungsprozess im Vorfeld kann sogar nützlich sein, erledigt er doch eine Menge "Zerkleinerungsarbeit". Oberflächlich betrachtet holt sich unserer Körper natürlich aus allem, was ihm über die Nahrung vorgelegt wird, ein Maximum heraus und er ist durchaus in der Lage, auch aus einer weitgehend zerstörten Proteinstruktur neue Aminosäureketten aufzubauen, sonst wäre unsere Spezies längst ausgestorben. Dennoch gehen dabei entscheidende Bausteine verloren. Was heute den meisten Menschen fehlt ist das Bewusstsein dafür, dass das Angebot an "lebendigem" Protein eben mehr transportiert, als nur einen "Haufen" Aminosäuren. Es enthält in seinem natürlichen Verbund einen hohen Informationsgehalt, Energiepotentiale, die unerlässlich sind für Aufbau- und Wachstumsprozesse im Körper. Um es mit anderen Worten zu sagen: Die "Software" ist zerstört (siehe Kapitel: Das Software Prinzip). Nach *Prof. Popp* hängt letztlich alles von der Vollständigkeit der „Information“ ab, gespeichert in Lichtquanten. Hohe Qualität von Nahrungsmitteln zeichnet sich eben durch eine hohe "Lichtspeicherfähigkeit" aus und besitzt damit einen hohen Informations- sowie Ordnungsgrad. Ordnung bedeutet immer Gesundheit im Gegensatz zu Krankheit, die besagt, das irgendetwas außerhalb der Ordnung ist. Denaturierung bewirkt, dass die naturgegebene Ordnung gestört wird und damit die Verarbeitung von Lebensmittel im Stoffwechsel erschwert oder unmöglich gemacht wird.

Das grüne Blatt: Quell allen Lebens

Schon vor mehr als 5000 Jahren empfahl der chinesische *Kaiser Shing-Nong*, der Verfasser des ältesten Pflanzenbuches der Welt, viel Grünzeug zu essen: *„Die Kraft deines Körpers liegt in den Säften der Pflanzen.“*

Auf die Milch bezogen kommt alle Kraft und Energie ursprünglich aus den grünen Blättern, welche auch die Kuh frisst. Ist das zugeführte Futter rein und frei von Schadstoffen, wird es auch die Milch sein. Industriefutter oder Silage ersetzen heute vielfach die Grünfütterung und oftmals werden Antibiotika und andere Medikamente ins Viehfutter gemischt. Milch ist keineswegs mehr rein und natürlich in seiner Zusammensetzung.

Auch die Muttermilch des Menschen baut sich aus dem auf, was die Mutter isst. In unserer Ernährung sollten grüne Blattgemüse eine zentrale Rolle spielen. Sie liefern umfassend alles, was auch zur Bildung einer gesunden, gehaltvollen Milch notwendig ist. Vollwertige Proteine aus pflanzlichen Quellen (nicht denaturiert) sind die beste Garantie dafür, dass auch das Kind über die Muttermilch vollwertige Nahrungsbausteine erhält. Durch eine gesunde, vitalstoffreiche Muttermilch baut sich auch der Verdauungsapparat des Säuglings naturgemäß auf.

Im Gegensatz zu Protein aus Pflanzen muss man tierisches Eiweiß kritisch betrachten. Laut *T. Colin Campbell* (China Study) hemmt Tierprotein auch die Produktion von aktivem Vitamin-D. Übermäßige Mengen von Calcium, wie sie in Kuhmilch vorkommen, unterdrücken ebenfalls die Produktion von aktivem Vitamin-D. Tierprotein führt auch dazu, dass der Organismus mehr IGF-1 (Immunglobulin) produziert, was wiederum das Zellwachstum und die

Entsorgung der alten Zellen komplett aus dem Gleichgewicht bringt und dadurch eine Gefahr der Krebsentwicklung gegeben ist.

In der Kuhmilch ist enorm viel Kasein (Bestandteil von Milcheiweiß) enthalten (über 80 Prozent) im Gegensatz zu Muttermilch. Das Kasein aus Tiermilch wird vom Säugling nicht hinreichend verarbeitet und verursacht Störungen im Stoffwechsel. Eine ganz Reihe von Krankheitsbildern wird davon abgeleitet. Es gibt Ärzte, die sogar den "plötzlichen Kindstod" damit in Verbindung bringen.

Kuhmilch für den Säugling enthält auch ungenügende Mengen an ungesättigten Fettsäuren, die für die Entwicklung des Gehirns des Säuglings wichtig sind. Dann enthält Muttermilch etwa doppelt soviel Zucker (Milchzucker) wie Kuhmilch. Nicht nur die Menge ist unterschiedlich, sondern auch die Qualität des Zuckers. In der Muttermilch ist größtenteils Laktose enthalten, in Kuhmilch Galaktose, Glucose und andere Verbindungen. Wenn man Zucker der Kuhmilch hinzufügt, um den Glukosegehalt der Kuhmilch zu erhöhen, kann das natürliche Wachstum des Säuglings ernsthaft behindert werden. Die Symptome sind Mattigkeit, fehlende Gewichtszunahme und Gelbsucht mit Neigung zur Leberzirrhose, grauen Star und geistige Unterentwicklung *(Bericht im Magazin „Time“, Ausgabe vom 27. November 1964, über Erkrankungen von Säuglingen, verursacht durch Zucker*).

Der biologische Wert der Milch

Am bekanntesten sind die Versuche der amerikanischer Wissenschaftler*, Pottengers und Simonsen,* die 20 Jahre lang die verschiedenen Milchsorten – sterilisierte, pasteurisierte, homogenisierte u. ä. Milch im Vergleich mit frischer Rohmilch – an Katzen verfüttert haben. Tiere, die pasteurisierte, kondensierte oder Trockenmilch erhielten, starben spätestens in der 6. Generation aus und zeigten lange vorher Entartungserscheinungen. Die mit unveränderter Rohmilch gefütterten Tiere dagegen blieben während der ganzen Versuchsdauer gesund und munter. Was an diesem Versuch aber noch viel aufregender ist: In den Gehegen der Rohmilchtiere wuchs üppig Unkraut, in den anderen kein Hälmchen! Daraufhin düngte man Bohnen vergleichsweise mit verschiedenen Kotsorten der Tiere mit erstaunlichem Ergebnis: Am besten gediehen Bohnen, die mit Kot aus Rohmilchfütterung gedüngt wurden. Alle anderen Kotarten brachten ein schlechtes oder überhaupt kein Wachstum hervor. Selbst in Ausscheidungsprodukten ist also der Gehalt an lebenserhaltenden Stoffen noch nachweisbar.

Für alle derartigen Versuche gilt: Lebendiges lässt sich nur an Lebensvorgängen prüfen! Wer etwas über den biologischen Wert oder Unwert von

Lebensmitteln erfahren will, muss sich schon die Mühe machen, sie an lebendigen Vorgängen zu prüfen; mit chemischen Analysen allein ist da meist nichts zu finden. Im Reagenzglas mag sich durchaus eine große Menge an Aminosäuren in denaturierter Nahrung nachweisen lassen. Dass sie noch "funktionieren" kann man so nicht erkennen. Nicht die Quantität ist entscheidend, sondern die Qualität!

Schutz vor Bakterien

Durch Erhitzung der Milch glaubte man einstmals, die TBC-Bakterien abtöten zu können. Erst viel später, seit den Veröffentlichungen vom *Professor P. Hoffmann* (staatl. bakteriologisches Institut in Regensburg vom Januar 1958, veröffentlicht in der Medizinischen Zeitschrift „Die ärztliche Praxis") ist bekannt, dass diese Annahme nicht ganz zutrifft. Tuberkelbazillen sind hitzeresistent und vertragen teilweise noch über 100 Grad, da sie von einer Art Lipoitmantel umgeben sind, der sie schützt. Sie werden nicht sicher abgetötet im Gegensatz zu allen anderen harmlosen Bakterien, die sicher durch die Pasteurisierung vernichtet werden.

Die Tatsache, ob ein Bazillus zum Krankheitserreger wird oder nicht, hängt meist vom Gesundheitszustand des Menschen (Abwehrkräften) ab. Infektionen sind Statusmeldungen unseres Immunsystems und dieses kann am effektivsten durch eine gesunde Nahrung gestärkt werden. Eine übertriebene Hygiene im Kindesalter bedingt vielfach, dass der Körper sich nie mit Bakterien "herumschlagen" musste und keine Abwehrstoffe bilden konnte. Überempfindlichkeit und Anfälligkeit für Allergien kann die Folge sein.

Wenn die Mutter voll stillt, bekommt das Kind einen maximalen Schutz vor Krankheitskeimen. Erst nach 6 Monaten Stillen ist das Immunsystem des Säuglings voll ausgebildet. Flaschenkinder erkrankten in den ersten beiden Lebensjahren 10mal öfters an Ohrenentzündungen und hatten wesentlich häufiger Atemwegs- und Darminfektionen als die Brustkinder.

Pasteurisierte Milch

Bei der Pasteurisierung wird die Milch für 40 Sekunden auf 71 -74° C oder für 8-10 Sekunden auf 85°C oder für 30 Minuten auf 63 bis 65°C erhitzt, je nach Verfahren. Dabei gehen die Milchsäurebakterien und andere Bakterienstämme zugrunde. Ursprünglich wollte man damit die Ansteckung mit Rindertuberkulose und anderen, auf den Menschen übertragbare Krankheiten, verhindern. Ein wenig paradox ist dieses Verfahren allerdings schon, denn die Tuberkulosebakterien werden bei diesen relativ niedrigen Temperaturen nur teilweise abgetötet. Natürlich können über das Melkverfahren auch andere Bakterien in die Milch gelangen; diese sind jedoch in der Regel keinesfalls so gefährlich wie Tuberkulosebakterien. Durch das Pasteurisieren werden aber nicht nur krankmachende Keime ganz oder teilweise zerstört, sondern auch die in der frischen Milch vorkommenden Milchsäurebakterien, die normalerweise das Wachstum von unerwünschten Bakterien hemmen. Der Verlust an Milchsäurebakterien hat zur Folge, dass die Milch nach einer gewissen Zeit nicht mehr sauer wird, sondern fault, da sich anstelle der Milchsäurebakterien unspezifische Keime aus der Luft vermehren können.

Homogenisierung

Die handelsübliche Milch ist heute gewöhnlich zusätzlich noch homogenisiert. Bei der Homogenisierung spritzt man die Milch unter Hochdruck durch eine Düse gegen eine Stahlplatte, wobei das Milchfett zu mikroskopisch feinen Tröpfchen zerschlagen wird und sich gleichmäßig (homogen) in der Milch verteilt. Rahm kann sich jetzt nicht mehr absetzen, was vom Verbraucher in der Regel verlangt wird. Gesundheitlich ist das Ganze jedoch äußerst bedenklich. Die homogenisierten Fettpartikel sind nämlich so klein, dass sie teilweise unverdaut über die Darmwand in die Lymphe und ins Blut übertreten können. Inwieweit das so resorbierte unverdaute homogenisierte Milchfett schädlich für den Menschen ist, lässt sich schwer sagen, zumal ganze Fettmolekühle in der Lymphe oder im Blut nichts Ungewöhnliches sind. Andererseits ist man sich aber sicher, dass ein bestimmtes Enzym der Milch, die Xanthinoxidase, das normalerweise auf den großen Fettmolekühlen der Milch liegt und so von den Verdauungssäften zerstört werden kann, durch die Homogenisierung in die kleinen Fettpartikel gelangt. Innerhalb der Fettmoleküle kann es jedoch nicht mehr von den Verdauungssäften angegriffen und zerstört werden und gelangt schließlich unverdaut ins Blut. Dieses Enzym kann sich nun an den Blutgefäßwänden festsetzen und dort Schäden verursachen, wodurch möglicherweise arteriosklerotische Veränderungen eingeleitet werden können. In dem Bestreben, die Schäden auszuheilen und eine Art biologische Narbe zu bilden, lagert der Organismus nun Cholesterin in die Gefäßwände ein. Vor den homogenisierten Milchprodukten muss somit gewarnt werden, zumal die Arteriosklerose zu den häufigsten Erkrankungen der Menschen gehört. Vermutlich ist an der Entstehung nicht nur der massive Verzehr des raffinierten Zuckers, Fleisch und andere ungesunde Lebensmittel beteiligt, sondern auch die homogenisierte Milch. Leider ist es für den Vebraucher nicht immer eindeutig erkennbar, welche Milchprodukte homogenisiert sind, und welche nicht, denn eine Deklarationspflicht gibt es diesbezüglich nicht. Nach Auskunft einer Molkerei sind alle Milchprodukte – bis auf evtl. Butter, Käse und einige Sahnesorten (Bioqualität) – homogenisiert. Demgegenüber sind die meisten Milchprodukte in den Bioläden in Deutschland zwar pasteurisiert, jedoch nur dann homogenisiert, wenn auf den Etiketten darauf hingewiesen wird. Auch als Bio im Supermarkt deklarierte Milch und Sahne ist meist nicht homogenisiert. Das trifft allerdings nicht auf alle Produkte in den Reformhäusern zu, von denen der Großteil lange Zeit homogenisiert wurde.

Der Prozess der Homogenisierung bedingt auch, dass Luft in die Milch geleitet wird und damit oxidiert das Milchfett. Oxidierte Fettsäuren verhalten sich im menschliche Körper aber wie freie Radikale. Die homogenisierte Milch, die sozusagen „rostiges" Fett enthält, wird zusätzlich noch bei hohen Temperaturen pasteurisiert. Enzyme sind aber hitzeempfindlich und sterben bei Temperaturen ab 48°C. Das bedeutet, dass in der handelsüblichen Milch die kostbaren Enzyme größtenteils zerstört sind, das Milchfett oxidiert und die Proteine haben sich durch die Hitzebehandlung verändert. Spätestens jetzt kann man sagen, dass Milch in diesem Zustand alles andere als ein empfehlenswertes Nahrungsmittel ist.

H –Milch

Die bis zu 150° Celsius hoch erhitzte H-Milch gehört nicht in den vollwertigen Speiseplan, weder der Kinder noch des Erwachsenen. Auch diese Milch muss zahlreiche industrielle Herstellungsprozesse durchlaufen, bevor sie den Verbraucher erreicht. Sie wird erhitzt (pasteurisiert) und dadurch entkeimt, dann entrahmt und am Ende aller Prozesse wieder auf das vorgeschriebene Maß an Fettgehalt, je nach Milchtyp, künstlich angereichert. Anschließend folgt die Homogenisierung der H- Milch. Dann wird zusätzlich kurzzeitig sogar noch auf 135 bis 150°C erhitzt um sicher zu gehen dass „alles tot" ist, was auch erfolgreich auf allen Ebenen erreicht wird! Bei dieser Art Erhitzung werden im Allgemeinen alle Bakterien sicher abgetötet, aber auch die entsprechenden Vitalstoffe. Das Eiweiß in der Milch wird vollständig denaturiert. Auch verändert sich der Geschmack, was bei Kinder zu einer Prägung führt. Kinder, die mit H-Milch aufwachsen, lehnen den natürlichen Geschmack von frischer Milch ab. In der verschlossenen Verpackung ist die H-Milch ungekühlt bis zu vier Monate lang haltbar, ihr Restvitamingehalt sinkt dabei beständig ab, Vitamin B12 verliert sich völlig.

Das alles ist nicht auf die Milch beschränkt. Sämtliche Nachfolgeprodukte auf der Basis von pasteurisierter Milch sind in gleichem Maße betroffen.

Bei der Milch und unseren Milchprodukten können wir – mit Ausnahme der Vorzugsmilch (unveränderte Rohmilch) – nicht mehr von Lebensmitteln im Sinne von *Prof. Kollath* (Kollath-Tabelle) sprechen, sondern nur noch von einem Nahrungsmittel, das in seinem Vitalwert erheblich geschädigt ist.

Neben der Denaturierung des Eiweißes, ist eine erhebliche Einbuße an den meisten Vitaminen nachgewiesen. Die krankmachenden Wirkungen erhitzter Milch sind in der Forschung schon mehrfach belegt. Berücksichtigt man aber die verbreitete Angst vor Bakterien, die von Massenmedien ebenso unterstützt wird wie von medizinischer Seite, so besteht wenig Aussicht darauf, dass rohe Milch (Vorzugsmilch), ein natürliches und lebendiges Lebensmittel überhaupt noch verlangt wird.

Rohmilch

Bis in die Nachkriegsjahre hinein haben die Verbraucher hauptsächlich Rohmilch getrunken. Wenn man sich die Frischmilch nicht beim Bauern nebenan holte, gab es sie als Vorzugsmilch auch im Handel zu kaufen. Seit 1952 darf Milch allerdings nur noch pasteurisiert in den Handel kommen. Mit dieser Maßnahme wollte der Gesetzgeber einer Übertragung der damals noch verbreiteten Rindertuberkulose vorbeugen. Zugleich war dieses Gesetz ein Erfolg der industriellen Milchverarbeitung. Bauern dürfen rohe Milch direkt vom Hof nur noch mit dem Warnschild, neben der Verkaufsstelle angebracht„*Vor dem Verzehr abkochen*", verkaufen. Bakterien kommen jedoch überall vor, so dass die wichtigste Gesundheitsvorsorge, die wir treffen können, nicht die Sterilisierung unserer Nahrung sein sollte, sondern die Stärkung unseres Immunsystems. Dies wird auch mit lebendigen, unerhitzten Lebensmitteln erreicht.

Ein Betrieb, der heute Vorzugsmilch (so heißt die Rohmilch im Handel) produzieren darf, braucht eine besondere Erlaubnis. Einmal im Monat muss ein Veterinär jedes Tier untersuchen. Die Melkanlagen müssen nach jedem Gebrauch mit besonders intensiven Reinigungs- und Desinfektionsmitteln durchgespült werden. Dabei bleiben immer Rückstände in den Leitungen, die durch Abspülen mit Wasser, auch unter Hochdruck nicht immer restlos entfernt werden können und so in die Milch gelangen.

Vorzugsmilch ist frei von Mastitiseiter (Euterentzündung), sie ist unverarbeitet, nicht erhitzt und sie ist frisch, da sie innerhalb von 24 Stunden fertig verpackt sein muss. Das Wort „Vorzug" allein sagt nichts über einen geringeren Schadstoffgehalt aus, sie kann genau soviel Rückstände enthalten wie jede andere Trinkmilch. Rohe Vorzugsmilch ist schwer zu beschaffen. In Deutschland gibt es nur noch rund 80 Betriebe die Vorzugsmilch anbieten. *Müller-*

Butzler meint dazu, dass diese frische Milch für die Kindernahrung in der Regel dann auch nicht abgekocht werden muss. Ein Landwirt, der selbst Kühe hält, kann seinem eigenem Kind rohe Milch reichen (entsprechend verdünnt), wenn sie von einem einwandfrei gehaltenen Tier unter sauberen hygienischen Bedingungen stammt, so Prof. *Dr. med. Mommsen.* Allein schon der Aufwand, der betrieben werden muss, bis Milch als Vorzugsmilch in den Handel kommen kann, erschreckt viele Verbraucher. Da ist es doch einfacher, garantiert "sichere" Milch im Supermarkt nebenan zu kaufen, die außerdem länger hält und den Rahm nicht absetzt.

Man kann nicht bestreiten, dass es viele Volksgruppen auf dieser Welt gibt, die von Milch leben. *Dr. Bruker* berichtet von einem Somalistamm, der als Hirtenvolk fast ausschließlich von Kamelmilch lebt. Ihr Fettgehalt ist doppelt so hoch wie der der Kuhmilch. Obwohl diese Hirten täglich viele Liter davon trinken, konnte man bei ihnen trotz eingehender Untersuchungen keinerlei Gefäßerkrankungen feststellen. Andere ostafrikanische Normaden ernähren sich nach *Prof. Glatzel* fast ausschließlich von Milch, Fleisch und Blut ihrer halbwilden Herden. Trotzdem sind alle Nomaden schlank, muskulös aber hochgewachsen und ungewöhnlich leistungsfähig. Herzkrankheiten konnten bei ihnen, trotz des hohen Cholesteringehalts ihrer Nahrung, nicht festgestellt werden. Warum funktioniert, was bei diesen primitiven Normadenvölkern klappt, nicht auch bei uns zivilisierten Europäer? Geht doch, wird die Schulmedizin sagen! Noch nie wurde hierzulande soviel Milch verbraucht und noch nie wurden Menschen hierzulande so alt - wo ist das Problem? Schauen wir uns um; die Menschen werden in Wirklichkeit nicht älter, sie sind nur länger krank!

Gegen die Interessen der Milchindustrie ist schwer anzukommen und solange die Ernährungswissenschaft die gravierenden Nachteile denaturierter Nahrungsmittel nicht erkennt, wird es keinen Ausweg aus der Misere geben. Weiß man aber Bescheid, kann man sich entscheiden und sein Ernährungsverhalten entsprechend anpassen. Niemand zwingt uns dazu, Milch und Milchprodukte zu verwenden.

ESL - Milch

Seit einiger Zeit steht sie in den Regalen vieler Supermärkte, die ESL-Milch, die Frische und längere Haltbarkeit verspricht. Die ESL- Milch weist ein Haltbarkeitsdatum von bis zu 30 Tagen auf bei einer Lagertemperatur von 5°C und darf als Frischmilch verkauft werden. Den Makel einer H-Milch hat sie los, schmeckt sie doch naturähnlich nach frisch gemolkener Milch. Der Verbraucher verlangt schon lange nach einer länger haltbareren "Frischmilch" und der Handel hat sich damit der Umstände beim Entsorgen "abgelaufener" Milch entledigt.

ESL ist die Abkürzung von Extended-Shelf-Life, zu deutsch "verlängerte Lebensdauer u. Haltbarkeit". Die ESL- Milch ist zwischen pasteurisierter und ultrahoch erhitzter H-Milch einzuordnen.

Es gibt verschiedene Herstellungsverfahren. Bei dem Vtis-Verfahren (auch Fallstromerhitzung genannt) wird die auf 80°C erhitzte Milch drei Sekunden mit Heißdampf auf genau 127°C erhitzt. Damit wären zwar fast alle Keime abgetötet, die Milch erhält dadurch aber den nicht von allen Verbrauchern geschätzten leichten Kochgeschmack und natürlich gehen Vitamine verloren. Anschließend wird sie homogenisiert. Bei dem zweiten aufwendigeren Herstellungsprozess, der Membranfiltration, wird die Milch zunächst entrahmt, dann auf 100°C erhitzt und sofort wieder abgekühlt. Anschließend presst man sie unter Hochdruck in einer Mikrofiltrationsanlage durch keramische Membranen mit allerfeinsten Düsen. Dadurch bleiben auf der einen Seite des Filters Restkeime zurück, während jedoch die Nährstoffe und das Calcium hindurchgelangen sollen. Der zuvor gewonnene Rahm wird kurzzeitig auf 108°C erhitzt und danach ebenfalls sofort wieder abgekühlt und anschließend im gewünschten Verhältnis der entrahmten Milch beigemengt. Anschließend wird die Milch noch einmal bei 72°C pasteurisiert (siehe oben). Bei dieser Prozedur sollen etwa halb so viele Vitamine wie bei der Herstellung der H-Milch", verloren gehen, erklärt der Ernährungswissenschaftler *Klaus Eder* von der Universität Halle. Am Ende der aufwändigen Prozedur steht ein Produkt, das in Konsistenz und Geschmack durchaus an Frischmilch erinnert. Das Ganze aber als Extendet-shelf-Life (ESL) zu bezeichnen grenzt an Ironie! Was soll da noch lebendig sein?

Der Käufer wird zusätzlich geschickt getäuscht. Weder Packungen noch Aufschrift oder Preis haben sich geändert. Wo Frischmilch draufsteht muss auch Frischmilch drin sein - wie immer - oder? Lediglich im Kleingedruckten kann man die Bezeichnung „maxi frisch" oder „hält länger frisch" oder "extrem lange haltbar" auffinden. Discounter bestätigen, dass in ihren Filialen nur noch ESL- Milch als Frischmilch verkauft wird. In Naturkostläden beträgt der Anteil derzeit noch 25-28 Prozent. Selbst Bio-Milch von kontrollierten Höfen, für die bekanntlich ein höherer Preis entrichtet werden muss, wird inzwischen als ESL- Milch verkauft, offensichtlich auf Druck der Verkäufer.

Allergien

Mittels aufwendiger Testverfahren versucht man den Allergie auslösenden Stoffen auf die Schliche zu kommen. Die Therapie besteht, abgesehen von der Behandlung mit Cortison und bestimmten Verfahren zur Desensibilisierung, einzig und allein darin, diese Allergene möglichst zu vermeiden. Ein überaus mühsamer Weg, der die Lebensqualität des Kindes auf unbestimmte Zeit erheblich mindert, ohne die Krankheit zu heilen. Schuld sind nicht in erster Linie die auslösenden Stoffe, sondern ein schwaches, irritiertes Abwehrsystem. Eine zentrale Rolle kommt der Gesundheit unseres Darms zu, dem Zentrum aller Immunisierung.

Der wichtigste allergisierende Faktor ist das tierische Eiweiß. Der Verzehr von Milchprodukten und Fleisch hat in den letzten 100 Jahren ständig zugenommen. Die Tatsache, dass die Zunahme von Allergien unmittelbar korreliert mit der Zunahme an ernährungsbedingten Zivilisationskrankheiten, beweist eine direkte Abhängigkeit. Bei einem durch raffinierte Kohlenhydrate vorgeschädigten Stoffwechsel wirkt die Eiweißbelastung noch nachteiliger. Der Stoffwechel reagiert mit Überlastung, kompensiert mit Einlagerung von "Schlacken" ins Gewebe, was über Kurz oder Lang zur Krankheit führt. Auch der vermehrte Genuss von Süßigkeiten bei Kindern ist Wegbereiter für die Störung des Eiweißstoffwechsels. Der Organismus bildet gegen das Antigen Antikörper. Das allergische Phänomen spielt sich in der Antigen-Antikörper-Reaktion ab, und diese ist ihrerseits ein Vorgang im Eiweißstoffwechsel. Man kann daher das allergische Phänomen als eine Störung im spezifischen Eiweißstoffwechsel auffassen. Diese Auffassung findet ihre Bestätigung in der Beseitigung der Allergie durch eine Entlastung des Eiweißstoffwechsels. Es erklärt auch, weshalb viele Menschen gleichzeitig auf zahlreiche Antigene allergisch sind.

Eine vollwertige Ernährung und der Verzicht auf tierisches Protein ist der direkte Weg zur Ausheilung von Allergien (*Dr. med. Bruker*). Dies gilt auch für Asthma und Ekzeme (Neurodermitis). Die Heilung tritt dann in dem Maße ein, wie sich der Körper von "Schlacken" befreit, was leider nicht von heute auf morgen passiert. Geduld ist angesagt und eine konsequente Ernährungsumstellung. Dann stellt sich dauerhafter Erfolg ein. Medikamente zur sofortigen Symptomlinderung beseitigen nicht die Ursache!

Durch eine tierisch-eiweißfreie Ernährung legt man schon beim Säugling die beste Grundlage für ein starkes Immunsytem. Erkrankungen der Haut und Schleimhäute weisen auf eine Unverträglichkeit mit tierischem Eiweiß hin, meist Milch. Durch diese "nach außen" verlagerten Krankheiten schützt sich das Kind vor ernsthafteren Erkrankungen innerer Organe.

Eisenmangel und Milchkonsum

Viele Ernährungswissenschaftler machen sich Sorgen über den niedrigen Eisengehalt in Muttermilch. Der Eisengehalt in Muttermilch ist derselbe wie im Plasma der Mutter. Der Säugling wird mit einem reichlichen Eisenvorrat in seiner Leber geboren wie auch mit einer hohen Konzentration an roten Blutkörperchen, die vermutlich über die Wachstumsperiode hinweg zum normalen Maß hin "verdünnt" wird. Wenn die Mutter während der Schwangerschaft nicht anämisch ist, sind die Eisenvorräte des Babys ausreichend für das erste Lebensjahr, auch bei ausschließlicher Muttermilchernährung.

Der amerikanische Wissenschaftler *„Hunter“* hat in einer vorausschauenden Studie über Säuglinge, die eine „private kinderheilkundliche Versorgung“ erhielten, berichtet, dass Kleinkinder, die von frühem Säuglingsalter an mit Kuhmilch gefüttert wurden, zu 60 Prozent eine Eisenmangelanämie hatten. Das hängt nicht mit dem Eisengehalt der Kuhmilch zusammen. Kuhmilch vermindert zusätzlich die Eisenaufnahme aus anderen Nahrungsmitteln und trägt oftmals durch verborgene Blutungen im Magen-Darm-Kanal zur Entstehung des Eisenmangels bei.

Das Calcium in der Milch

Jeder tierische Organismus bedarf dringend des Calciums, im Besonderen zum Aufbau des Knochengerüstes und der Zähne. Ein Kalb kommt mit einem weit entwickelten Knochenbau auf die Welt und läuft nach kurzer Zeit. Kuhmilch ist mit ihrem hohen Calciumgehalt bestens darauf abgestimmt. Der Organismus eines Säuglings wäre dadurch nach kurzer Zeit überlastet (Eiweißmast). Über die Muttermilch nimmt das Kind immer eine ausreichende Menge Calcium auf, eine zusätzliche Zufuhr ist nicht nötig. Eine gesunde Vollwerternährung der Mutter mit viel grünem Gemüse und Salat schützt nicht nur das Kind vor Calciummangel sondern vor allem die Mutter. Der kindliche Organismus holt sich das Calcium notfalls auch aus den Reserven der Mutter (Zähne, Knochen...).

Im Gegensatz zur Kuhmilch enthält Muttermilch auch reichlich Phosphor. Dieses Element ist sehr wichtig für das Wachstum und die Entwicklung des Gehirns. Beim Menschen entwickelt sich das Gehirn im Mutterleib schneller, als bei Tieren.

Milch macht krank

Auf der einen Seite ist es das artfremde Protein in Tiermilch, das nur mühsam vor allem im kindlichen Organismus verstoffwechselt werden kann und dadurch den Körper schwächt. Andererseits kommen in Tiermilch unterschiedliche Stoffe vor, die zwar beim Kalb sinnvolle Reaktionen auslösen, in einem menschlichen Organismus aber nur Schaden anrichten. Besonders beunruhigend sind Beobachtungen, dass eine ganze Reihe von Krankheiten beim Menschen auffällig mit einem erhöhten Milchkonsum korrelieren. Die Schulmedizin macht dazu keine eindeutigen Aussagen. Dennoch muss dies beim Namen genannt werden dürfen, nicht um die Menschen unnötig zu verunsichern, vielmehr um die Notwendigkeit aufzuzeigen, endlich der Sache wissenschaftlich auf den Grund zu gehen.

Krankheitsbilder

Das lymphatische Kind

Das lymphatische Kind neigt häufig zu Katarrhen der oberen Luftwege, was allgemein als Erkältung bezeichnet wird, sowie zu Ausschlägen und Schwellungen der Lymphknoten. Die häufigsten sogenannten Erkältungen äußern sich als Schnupfen, Husten, Halsentzündungen, Mittelohrentzündungen und Entzündungen der Rachen- und Gaumenmandeln. Diese Infektanfälligkeit entsteht nicht durch Kälte oder Zugluft, sondern beruht auf mangelnden Abwehrkräften, ausgelöst durch Probleme bei der Verarbeitung von tierischem Protein.

Gerade Kinder reagieren auf tierisches Protein mit Abwehrreaktionen des lymphatischen Systems. Artfremdes, tierisches Eiweiß, das mit der Nahrung aufgenommen wird, muss immer zuerst angepasst werden, was einer "Entgiftung" gleich kommt und den Organismus schwächt. Proteine stellen grundsätzlich für den Körper hochkomplexe Stoffe dar, die im Organismus einer Assimilation unterworfen werden müssen. Unser Verdauungstrakt ist daran meist angepasst. An massiven Abwehrreaktionen gegenüber fremdem Eiweiß kann man die Sensibilität des Prozesses erkennen. Das Protein von Schalentieren kann lebensbedrohliche, allergische Schübe auslösen und Schlangengift ist reinstes Protein und wirkt, in die Blutbahn gespritzt, tödlich.

In der Auseinandersetzung mit tierischem Protein muss der Organismus eine Art Zweifrontenkrieg führen; dabei stehen die Infektabwehrsysteme nicht mehr in vollem Umfang für den Kampf gegen recht harnlose Erreger zur Verfügung (Erkältung...), da die Verstoffwechselung des Eiweißes Vorrang hat.

Der Gehalt an Aminosäuren ist in einzelnen eiweißreichen Nahrungsmitteln sehr unterschiedlich. Die Aminosäurenzusammenstellung in Kuhmilch bewirkt einen 18mal höheren Tryposin- und Phenylalaninspiegel als bei Muttermilch. Bei Untersuchungen wurde festgestellt, dass mit Kuhmilch ernährte Flaschenkinder wegen des hohen Tyrosingehalts hyperaktiv werden können. Auch der Intelligenzquotient scheint damit zu korrelieren.

Krebs

In Versuchsreihen wurde nachgewiesen, dass das in Milcheiweiß enthaltene Kasein alle Stadien des Krebswachstums fördert, direkt krebsauslösend scheint es nicht zu sein. Bei von Pflanzen stammenden Proteinen konnte aber kein Einfluss auf das Krebswachstum festgestellt werden. Auch die über einen Zeitraum von 27 Jahren angelegte China-Studie von *Dr. Campbell* zeigt eindeutig den Zusammenhang von chronischen Krankheiten und tierischem Eiweiß. Sogar relativ kleine Nahrungsmengen tierischen Ursprungs waren mit nachteiligen Wirkungen assoziiert. Diejenigen Menschen, die den größten Nahrungsmittelanteil pflanzlichen Ursprungs zu sich nahmen, waren am gesündesten und tendierten dazu, keinerlei chronische Krankheiten zu haben.

Diabetes bei Jugendlichen

Kanadische Wissenschaftler fanden im Jahre 1992 heraus, das ein Protein der Kuhmilch ursächlich mit schuld an Jugend-Diabetes sein kann, was von *M. Atkinson* an der Universität Florida an Hand von epidemiologischen Beobachtungen ebenfalls bestätigt werden konnte.

Multiple Sklerose

MS ist hauptsächlich auf klimatisch gemäßigte Gebiete der Erde beschränken. Ob der dort übliche, immense Verbrauch von tierischem Protein (Fleisch, Milch...) damit ursächlich in Zusammenhang steht, ist eine durchaus nahe liegende Vermutung. Gewiss ist noch mehr Forschung nötig, um sicher zu sein, dass der massenhafte Konsum von Milch und Fleisch der Schlüsselfaktor ist.

Herz-Kreislauferkrankung

Ein hoher Cholesterinspiegel wird mitverantwortlich für Herz-Kreislauferkrankungen gemacht. Schon im Alter von sechs Monaten haben Kleinkinder, die Kuhmilch bekamen, einen viel höheren Cholesterinspiegel als Kinder, die mit Muttermilch ernährt wurden, was sich ins Erwachsenenalter hinein fortsetzte. Während der ersten fünf Lebensjahre programmiert unser Körper den Pegel für seinen idealen Cholesterinspiegel. Wird dieser von Anfang an in die Höhe getrieben, geschieht dies auf der Basis falscher Daten mit gravierenden Folgen für das ganze Leben.

Verhaltensstörung und Psyche

Eine Gruppe notorisch straffälliger Jugendlicher wurde auf ihr Ernährungsverhalten hin untersucht. Es offenbarte sich ein hoch signifikanter Unterschied zur Vergleichsgruppe nicht straffälliger, sozial angepasster Jugendlicher. Der Verbrauch von tierischem Eiweiß über Fleisch und Milchprodukte war bei der ersten Gruppe wesentlich höher!

In einem Gefängnis für gewalttätige Straftäter wurde experimentell die gesamte Nahrung auf rein vegan (kein tierisches Protein) umgestellt. Nach relativ kurzer Zeit gingen aggressive Übergriffe eklatant zurück. Eine amerikanische Studie (Universität California in San Diego) stellte fest, dass der Konsum von Fast Food nicht nur viel tierisches Eiweiß mit sich bringt sondern vor allem eine Menge an Transfettsäuren (gehärtete Fette) in den Körper eingeschleust werden (Hamburger, Pommes, Fertigpizza, Margarine, krosse Backwaren...). Diese Fette stehen seit Jahren im Mittelpunkt heftiger Diskussionen und sind in manchen Ländern bereits verboten. Auch bei bestimmten psychischen Erkrankung mit chronischem Verlauf wurde ein ähnlicher Zusammenhang festgestellt (Schizophrenie). Neben den anderen Faktoren, die entscheidend an Verhaltsstörungen und bestimmten psychischen Krankheitsbildern mitwirken, ist es durchaus möglich, dass Stoffwechselstörungen, hervorgerufen durch die Verarbeitung von tierischem Eiweiß, zu Irritationen im Verhaltenskodex führen können.

Die Kuh als Hochleistungsmaschine

Wenn man über die gesundheitlichen Vor- und Nachteile von Kuhmilch spricht, vergisst man nur allzu leicht das Tier, das hinter allem steht. Kühe sind heute Hochleistungsmaschinen, gezüchtet auf extreme Milchleistung (bis zu 9500 Liter pro Jahr). Um dies zu erreichen, muss dem natürlichen Grünfutter, wenn es überhaupt noch gegeben wird, hochkonzentriertes Kraftfutter beigemengt werden. Da bei den niedrigen Milchpreisen scharf kalkuliert werden muss, wird diese Turbonahrung billigst produziert (Sojaschrot aus Übersee), oft in der Dritten Welt, wo bei uns verbotene Pestizide und Düngemethoden zugelassen sind. Statt Mais und Soya, welche auch schon unnatürliches Futter darstellen, werden den Tieren zu immer größeren Anteilen die Abfälle aus der Biospritproduktion vorgesetzt (*Handelblatt Wirtschaftswoche, Ausgabe 6/11*). Viele der Milch produzierenden Betriebe wissen nicht einmal, was sie da verfüttern: Kaffeesatz, pestizidbelastete Zitrusschalen, abgelaufene Süßigkeiten u.ä. wird als Kraft- oder Mischfutter vermarktet. Die Industrie spart sich so die Entsorgungskosten. Vitamine und Mineralstoffe sind in den Abfällen kaum enthalten und werden künstlich zugesetzt. Krebserregende und gesundheitsgefährdende Stoffe gelangen auf diese Weise in den Nahrungskreislauf des Menschen. Auch gentechnisch veränderte Mikroben kommen mit dem Mischfutter in die Tröge. Da dies nicht nur den Tieren schadet, sondern auch Menschen, die tierische Produkte essen, krankmachen kann, liegt auf der Hand. Eine Hochleistungskuh hat in der Regel nach vier Jahren ausgedient und wandert zum Schlachter. Die Anfälligkeit auf unterschiedliche Erkrankungen (Euterentzündung, Klauenprobleme, Fruchtbarkeitsstörungen...) wird mit Medikamenten bekämpft (Antibiotika). Was am Ende aus dem Euter "herauskommt" ist schon in dieser Phase ein Industrieprodukt, vielfältig beeinflusst und gedopt. Dabei darf man dem Milchbauern keinen Vorwurf machen, muss er doch überleben und seinen Betrieb aufrecht erhalten. Dass es aber auch anders geht zeigen kleinere Höfe, die rein auf biologischer Grundlage wirtschaften und die Tiere artgerecht halten.

Was am Ende aber bleibt ist die industrielle Weiterverarbeitung der Milch, die auch noch den letzten Rest von Natürlichkeit und Lebendigkeit beseitigt. Die gewaltige Gesamtmenge der anfallenden Milch in der EU will verarbeitet und verbraucht sein. Die Nachfrage wird durch Werbung und eine raffinierte Produktpolitik ständig in die Höhe getrieben. Die Milchindustrie hat keinerlei Interesse daran, das Produkt Milch zu hinterfragen. Letztendlich wird der Verbraucher alleine gelassen und muss sich selbst auf den Weg machen und mühsam Informationen zusammentragen, die ihm im Grunde vorenthalten werden. Handelt er dann und vermeidet Milchprodukte steht er oft von allen Seiten im Kreuzfeuer heftiger Kritik. Mut ist gefragt und Durchhaltevermögen. Gesunde und fröhliche Kinder werden es uns danken.

Der Arzt der Zukunft wird keine Medikamente mehr verordnen, sondern bei seinen Patienten Interesse am Erhalt ihrer körperlichen Verfassung, an ihrer Ernährung und an den Krankheitsursachen wecken. (Thomas Edison)

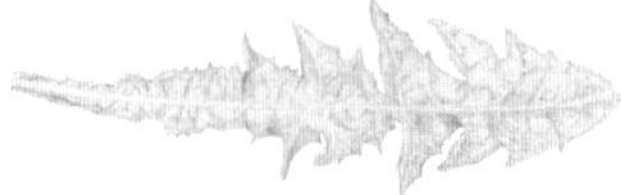

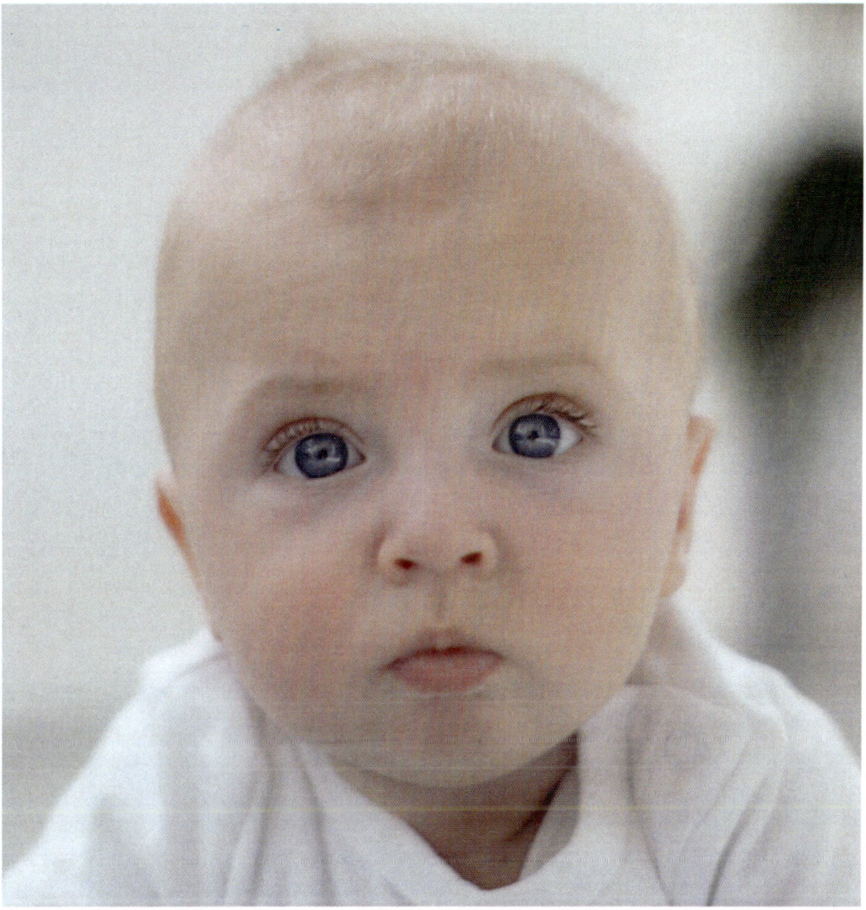

Stillen

Mit der Qualität unserer Ernährung geben wir dem Säugling eine Basis für das ganze Leben. Ist sich die Mutter dessen bewusst, wird sie bestrebt sein, ihrem Kind das Beste anzubieten. Die Muttermilch als erste, natürliche Nahrung des Kindes außerhalb des Mutterleibes wird auch von der Schulmedizin und der aktuellen Ernährungswissenschaft als die beste Quelle für eine gesunde Entwicklung des Kindes angesehen.
In den folgenden Kapiteln wird eingehend über Qualität und Funktion der Muttermilch gesprochen, über künstliche Ersatzmilch und ihre Folgen, außer-

dem über die Art und Weise des Stillens, seine Bedeutung für Mutter und Kind, über Brustpflege und das "Traumaweinen", eine oft beobachtete und wenig verstandene Verhaltensweise des Kindes.

Die Muttermilch

Muttermilch ist die vollkommenste und natürlichste Nahrung für den Säugling. Sie ist von der Natur für den Menschen geschaffen und kann niemals durch eine artfremde Milchmischung gleichwertig ersetzt werden. Die Frauenmilch hat eine Zusammensetzung, die dem Wachstumstempo des Menschen angepasst ist. Sie ist von Natur aus eiweißarm und enthält nur wenige Mineralsalze. Sie ist reich an Milchzucker und ziemlich fett. Das in der Muttermilch enthaltene arteigene, menschliche Eiweiß setzt sich aus 27 verschiedenen Aminosäuren zusammen. Mit Recht wird die Frauenmilch als das „weiße Blut" bezeichnet. Ihren wirklichen Wert aber hat die Frauenmilch nur, wenn sie durch den Säugling unmittelbar aus der Brust getrunken wird. Schon die abgepumpte, im Kühlschrank aufbewahrte und wieder erwärmte Brustmilch hat nicht mehr ganz ihren ursprünglichen Vollwert, da durch diese Eingriffe gewisse Veränderungen in ihrem chemisch-physikalischen Gefüge eingetreten sind, die für den Ernährungserfolg nicht ohne Bedeutung sind.

Die Qualität der Muttermilch hängt natürlich ganz wesentlich von der Ernährung der Mutter ab. Während der Stillzeit sollten deshalb möglichst Fleisch- und Milchprodukte ganz gemieden werden, da sonst selbst beim gestillten Säugling Störungen im Immunsystem möglich sind, die zu Allergien und Neurodermitis führen können. Fleischprodukte sind oft belastet mit Schadstoffen und Hormonen, Milchprodukte führen zu einer Eiweißüberlastung des mütterlichen Organismus, was zu Übersäuerung führt durch Einlagerung hartnäckiger Schlacken und Allergie auslösend sein kann. Um grundsätzlich unnötige Belastungen der Muttermilch durch Schadstoffe zu vermeiden, muss die stillende Mutter vorwiegend biologisch angebaute Lebensmittel zu sich nehmen. Ist der Organismus der Mutter hochgradig toxisch belastet, ist es auch die Muttermilch. Andererseits ist es erwiesen, dass Säuglinge, die an schwerem Durchfall oder an Ekzemen leiden, mit nichts besser zu heilen sind als mit gesunder Muttermilch.

Die Hersteller von künstlich adaptierter Muttermilch können die Veränderung in Zusammenstellung und Volumen nicht nachahmen, die sich wöchentlich in der natürlichen Muttermilch vollzieht, während sich die Muttermilch den hormonellen nährenden Bedürfnissen des wachsenden Kindes anpasst.
Ist eine Mutter aus medizinischen Gründen gezwungen, auf künstlich adaptiere Säuglingsmilch zurückzugreifen, ist zwar Überleben und Wachstum des Kindes

gewährleistet, man muss sich aber bewusst sein, dass dadurch, gesundheitlich betrachtet, nicht dieselbe Grundlage gelegt wird, wie durch natürliche Muttermilch (siehe Kapitel: Künstliche Säuglingsnahrung).

Muttermilch ist gewöhnlich blassbläulich-weiß, schmeckt süß und ist etwas schwerer als Wasser. Die Zusammensetzung von Muttermilch variiert von Frau zu Frau und von Anfang bis Ende der Stillperiode, ob sie nun Wochen, Monate oder Jahre dauert. Die durchschnittliche Zusammensetzung ergibt: 1 - 2 % Eiweiß, 3 - 7 % Fett, 6 - 10 % Kohlenhydrate und 2 % Mineralstoffe. Der Rest besteht aus Wasser.

Der Körper der Mutter bereitet sich auf die Milchbildung während der ganzen Schwangerschaft vor. In dieser Zeit werden große Mengen Östrogen und Progesteron von der Plazenta abgesondert. Diese beiden Hormone bewirken das weitere Wachstum und die Entwicklung der Brüstdrüsen. Unmittelbar nach der Geburt des Babys tritt eine bedeutende Verringerung des Östrogen- und Progesteronspiegels ein. Gleichzeitig tritt eine Zunahme von Prolaktin, dem Hormon der Hypohyse, ein. Prolaktin setzt nun die Synthese großer Mengen von Fett, Laktose und Protein durch die Brustdrüsenzellen in Gang, und die Brust beginnt, reichliche Milchmengen anstelle der bisherigen Vormilch zu bilden. Die **Vormilch** (Kolostrum), hat eine gelbliche Farbe und ist für das neugeborene Kind besonders wertvoll und wichtig. Sie enthält die gleichen Anteile Protein und Laktose (Kohlenhydrate) wie die spätere Milch, besitzt aber nahezu kein Fett. Sie ist reich an wichtigen Schutz- und Abwehrstoffen, die zu dieser Zeit noch durch den Darm in das Blut aufgenommen werden, ohne Ausscheidung.

Wenn das Kind von Anfang an weder natürliche Vormilch noch anschließend die volle Muttermilch bekommt, stattdessen Flaschenmilch aus Pulver (auf Kuhmilchbasis) oder Ersatzmilch von anderen Tierarten (Pferdemilch), kann dies lebenslange Beeinträchtigungen nach sich ziehen (*Hans-Ulrich Grimm, Die Ernährungsfalle, 2010*). Im medizinischen Notfall hat man aber meist keine Wahl. Ammenmilch, wie früher, steht praktisch nicht mehr zur Verfügung. Muttermilch ist aber das einzige Nahrungsmittel, das von Natur aus alles enthält, was der Mensch zum Wachstum benötigt, in der richtigen Kombination und zeitlich auf das Wachstum des Kindes individuell dosiert.

Man weiß aus der Lebensmittelforschung, dass künstlich komponierte Nahrungsersatzprodukte, selbst wenn sie alle im Naturprodukt enthaltnen Nährstoffe beinhaltet, vom Körper anders und mangelhaft verarbeitet werden. Nur der naturgegebene Verbund aller Nähr- und Vitalstoffe gewährleistet maximale Wirkung. Der Grad an aufgenommener Lebensenergie und Wachstumsinformation ist ungleich höher ("Software").

Die Energie, die das Baby zum Wachstum benötigt, bezieht es zu etwa 40 Prozent aus Kohlenhydraten (Laktose). Der restliche Energiebedarf wird über die Fette der Muttermilch gedeckt, die wesentlich mehr wertvolle ungesättigte Fettsäuren enthalten als Kuhmilch (Omega-3- und Omega-6- Fettsäuren). Natürliche Muttermilch enthält darüber hinaus viele lebenswichtige Aminosäuren zur Deckung des Eiweißbedarfs des Babys. Allerdings ist der Eiweißgehalt der menschlichen Muttermilch wesentlich geringer als in der Kuhmilch. Zuviel Eiweiß würde den Stoffwechsel des Neugeborenen belasten, da sich die Nieren und der Darm in den ersten Lebensmonaten noch im Aufbau befinden.

In den ersten Monaten wirkt Muttermilch wie eine Art natürliche Impfung. Schluck für Schluck erhält das Baby Abwehrstoffe gegen all die Krankheiten, die die Mutter Zeit ihres Lebens durchgemacht hat. Wollen sich die Windpocken beim Baby breitmachen, sind möglicherweise schon Abwehrstoffe da, die die Ansteckung verhindern oder die Ausbreitung vermindern. Kursieren schwere Krankheiten, wie Diphterie oder Masern im Umfeld der Familie, ist das Baby davor in gewissen Umfang geschützt. Beim Schutz vor Allergien ist die Muttermilch unschlagbar. Muttermilch ist auch der beste Schutz fürs Kinderherz. Zwei Studien aus England und Schottland ergaben, dass Kinder, die mehr als 15 Monate gestillt worden waren, als Jugendliche seltener Risikofaktoren für Herz-Kreislauf-Erkrankungen zeigen als Flaschenkinder. Dazu zählen ein erhöhter Cholesterin- und Blutzuckerspiegel sowie Bluthochdruck. Nicht zuletzt hält Muttermilch das Baby "schlank". Die Muttermilch hat viele Hormone im Gepäck, etwa Leptin, das dem Gehirn Meldung macht über die Nährstoff-Vorräte. Aber auch ein Hormon namens Adiponcetin, das vor der Zuckerkrankheit schützen kann (erschreckend viele Kinder sind heutzutage von Diabetes betroffen).

Interessanterweise tun sich die Mütter selbst etwas Gutes, wenn sie stillen. Sie leiden seltener an Brustkrebs als Frauen, die ihren Kindern die Flache gegeben haben, so der Bericht des Robert-Koch-Instituts *„Stillen in Deutschland"*. Doch neben den gesunden Stoffen findet man in der Muttermilch auch problematische Substanzen, allgegenwärtige Schadstoffe – allerdings in sinkender Menge, natürlich stark abhängig von den Lebensumständen und der Ernährungsweise der Mutter (*Sr. John Ionescu, Neukirchen*). Experten schätzen das Risiko aber deutlich geringer ein, als die Vorteile durch das Stillen. An dieser Stelle muss nochmals mit Nachdruck darauf hingewiesen werden, dass die werdende Mutter schon vor der Schwangerschaft sich um einen entlasteten Stoffwechsel sowie um eine ausgewogene Darmflora kümmern sollte.

Tiermilch kontra Muttermilch

Meist wird einer künstlichen Säuglingsnahrung Kuhmilch zugesetzt (Milchpulver). Man muss sich bewusst sein, dass es sich dabei um eine artfremde Milch handelt, die in ihrer Zusammensetzung auf die Bedürfnisse eines Kälbchens abgestimmt ist und damit eine andere Zusammensetzung hat.

Eiweiß: Kuhmilch enthält dreimal mehr Eiweiß wie Muttermilch, Stutenmilch enthält doppelt soviel, Milch von Ziege und Schaf übersteigt die Eiweißmenge der Kuhmilch bei weitem. Das Kasein-Eiweiß der Kuhmilch ist grundverschieden vom Globulin-Eiweiß der Muttermilch und für den Säugling daher artfremd. Kaseineiweiß erfordert eine andere Art der Verdauung, die dem menschlichen Säugling nicht gegeben ist. Kaseineiweiß bildet einen großen festen Quark im Magen, wenn es mit Verdauungssäften vermischt wird. Der Säugling fühlt sich oft bis zu vier Stunden nach der Tiermilchmahlzeit satt, weil diese Mahlzeit länger im Magen verweilen muss, um überhaupt verarbeitet werden zu können. Der Quark, der mit natürlicher Muttermilch im Magen des Kindes gebildet wird, ist dagegen weich und von feiner Struktur. Der Magen des gestillten Babys leert sich schneller und leicht. Deshalb will es öfters trinken, was wiederum die Milchbildung bei der Mutter anregt. Die Proteinmenge in der Muttermilch ist gering, der Anteil an essentiellen Aminosäuren jedoch hoch. Ein Baby, das 300 ml eines Kuhmilchpräparates trinkt, erhält damit 11g Eiweiß. Dieselbe Menge Muttermilch liefert jedoch nur 4g Eiweiß. Der menschliche Säugling verwertet Protein anders als das Tier. Säuglinge sind fähig, Glucose in Protein umzuwandeln. „Außerdem (*so Karen Pryor in ihrem Buch: Nursing your Baby*) nutzt der Säugling das Protein der Muttermilch mit beinahe 100%iger Wirksamkeit aus. Das mit Kuhmilch ernährte Baby hingegen nutzt das Protein nur zu etwa 50% und muss ungefähr die Hälfte des Proteins ausscheiden. Unverwertbares Eiweiß auszuscheiden ist hauptsächlich Aufgabe der Nieren. Für die noch nicht vollständig entwickelte Nierenfunktion des Säuglings mag das eine ziemliche Anstrengung sein und kann gesundheitlich bedenkliche Folgen haben. Früher glaubte man, dass zu früh geborene Kinder mit bestimmten Kunstmilchpräparaten besser gedeihen würden, als mit Muttermilch, da sie schneller an Gewicht zulegten. Forscher fanden aber heraus, dass die Gewichtszunahme nicht das Ergebnis von Wachstum war, sondern ihre Ursache in einem Zurückhalten von Wasser im Gewebe hatten. Mitverursacher sind die Nieren des Säuglings, die noch nicht ganz ausgereift sind, um die anfallende Menge an artfremden Proteinen und Mineralsalzen zu eliminieren. Das Baby, das mit Kuhmilch gefüttert wird, braucht außer dieser Milch zusätzlich Wasser für seinen Stoffwechsel, um es seinen Nieren zu ermöglichen, die nicht verwendbaren Eiweißmengen und Mineralsalze ausscheiden zu können.

Viel Eiweiß bedeutet rasches Wachstum und frühe Ausprägung des Organismus. Die Muttermilch beim Kaninchen enthält über 10 % Eiweiß und es braucht nur 6 Tage um sein Geburtsgewicht zu verdoppeln. Das Menschenbaby braucht 180 Tage um sein Geburtsgewicht zu verdoppeln, das Pferd 60 Tage und die Kuh 47 Tage. Tiermilch für Säuglinge wirkt schwächend auf die Plastizität der Organe als Grundlage freier Entfaltung. Nach *Rudolf Steiner* wird durch eine artfremde Milch für den Säugling die Grundlage für eine spätere Sklerose geschaffen. Selbst nach neuesten Forschungen sind bestens adaptiere Milchprodukte kein gleichwertiger Ersatz für Muttermilch. Es sind denaturierte Kunstprodukte, die zwar Überleben und Wachstum sichern, aber der Gesundheit des Kindes Schaden zufügen können. Wiederum zeigt sich, dass der natürliche Verbund durch nichts zu ersetzen ist. Es fehlt die verbindende Energiestruktur, das Informationsmuster (Software), die durch reine Synthese von Wirkstoffen niemals hergestellt werden kann.

Fette: Der Fettgehalt der Kuhmilch ist etwa ebenso hoch wie bei der Muttermilch. Doch auch hier ist nicht die Menge, sondern die Qualität entscheidend. Kuhmilch enthält ein Vielfaches mehr an gesättigten Fettsäuren als Muttermilch. Gesättigte Fette sind die erste Ursache für Arteriosklerose, sowie Herzkreislauf-Erkrankungen (weiterhin Todesursache Nr.1). Der Mangel an ungesättigten essentiellen Fettsäuren in Kuhmilch ist nachgewiesen. Die Überfütterung von Erwachsenen und Kindern mit Kuhmilchprodukten ist mit einer der Gründe für den Mangel an essentiellen Fettsäuren. Ungesättigte Fettsäuren, besonders die von Linolsäure und Docosahexaensäure, sind in Muttermilchfett in hoher Konzentration vorhanden. Linolsäure (Omega-6-Fettsäure) ist u. a. für die Entwicklung des Nervensystems beim Säugling notwendig, Docosahexaensäure (Omega-3-Fettsäure) wird z. B. in großen Mengen im sich entwickelnden menschlichem Gehirn gebraucht und ist in Tiermilch zu wenig vorhanden. Milch und Milchprodukte sind also auch aus diesem Grund eine potentielle Gefahrenquelle für unser aller Gesundheit. Das mag umso mehr erstaunen, als gerade der Verzehr von Milchprodukten aller Art als ausgesprochen gesund proklamiert wird. Wie wir wissen, wird durch die Denaturierung von Milch, durch Pasteurisieren und Homogenisieren in unserem Stoffwechsel ein verhängnisvoller Kreislauf in Gang gesetzt.

Kohlenhydrate: Muttermilch enthält etwa doppelt soviel Zucker (Laktose) wie Kuhvollmilch. Nicht nur die Menge ist bei Kuh- und Muttermilch unterschiedlich, sondern auch die Qualität des Zuckers. Zucker in Muttermilch ist größtenteils Laktose, während der der Kuhmilch Galaktose, Glukose und andere Verbindungen einschließt. Laktose ist für den Säugling leicht verdau-

lich, und ihr Vorkommen erleichtert es dem Baby, Proteine zu verwerten. Diese Tatsache trägt dazu bei, dass das gestillte Kind fast keine Proteine ausscheidet. Ebenso hilft eine hohe Laktosekonzentration bei der Aufnahme von Calcium im Organismus. Wenn man Zucker hinzufügt, um den Glukosegehalt der Kuhmilch zu erhöhen, kann das natürliche Wachstum des Säuglings ernsthaft beeinträchtigt werden. Im Magazin „*Time, Ausgabe vom 27 November 1964*" ist ein Bericht erschienen über Erkrankungen von Säuglingen, verursacht durch Zucker in Kuhmilch: „ *Wenn Blut- und Urintests ein Übermaß an Galaktose (Zucker in Kuhmilch) anzeigen, kann der Säugling Schwierigkeiten bei der Verdauung von Galaktose haben, deren Symptome Mattigkeit, fehlende Gewichtszunahme und Gelbsucht sind. Da das Baby Galaktose nicht in Glukose, den Zucker, den der Körper für seinen Energiebedarf verbrennt, umwandeln kann, muss ein Säugling auf eine spezielle milchfreie Diät gesetzt werden. Sonst wird er grauen Star und Leberzirrhose entwickeln und, falls er nicht stirbt, geistig zurückbleiben.*"
Nicht zuletzt sei darauf hingewiesen, dass durch das natürliche Stillen zwischen Mutter und Kind ein intensiver, emotionaler Austausch stattfindet, der niemals durch Flaschennahrung entstehen kann.

Künstliche Säuglingsmilch

Als Säuglingsnahrung gelten alle Produkte, die Muttermilch ersetzen oder ergänzen. Die Säuglingsanfangsnahrung im Handel auch als „Pre" oder „Anfangsnahrung" oder „Erstmilch" bezeichnet, basiert im Allgemeinen auf Kuhmilch und enthält etwa 30 Zutaten, von Molkenpulver über pflanzliche Öle und Fette bis hin zu einem Mix aus Vitaminen, Mineralstoffen und Spurenelementen. Sie ist durch Zusatz verschiedener Nährstoffe in ihrer Zusammensetzung der Muttermilch weitgehend angepasst. Wie wir wissen, kommt es aber nicht allein auf die chemische Zusammensetzung an, sondern auf das Wirkungsvermögen und das ist bei synthetisierten Nahrungsprodukten eingeschränkt. Nur der natürliche Verbund aller Wirkstoffe besitzt alle Informationen für Aufbau und Erhalt der Gesundheit.

Hinsichtlich der Stärkung des Immunsystems, der Förderung der geistigen Entwicklung und des Schutzes vor Allergien und Übergewicht, ist lebendige, natürliche Muttermilch jedem Kunstprodukt haushoch überlegen. Das Fläschchenpulver auf Basis von Kuhmilch enthält Spuren von Hormonen, die fürs allein fürs Kalb bestimmt sind. Auf diese Weise müssen sich die Kinder dieser Welt, kaum geboren, mit etwas derart Unpassendem wie z. B Rinderinsulin herumschlagen. Dieser frühe Kontakt damit kann später in eine „autoaggressive Immunreaktion" umschlagen, die sich gegen bestimmte körpereigene Zellen wendet und Diabetes auslösen kann, so *Mikael Knip* vom Hospital für Kinder und Jugendliche an der Universität Helsinki. Wenn das Pulver aus Soja hergestellt wird, sind Stoffe im Spiel, die wie weibliche Geschlechtshormone wirken (Östrogen).

Künstliche Säuglingsnahrung muss mit Wasser aufbereitet werden, womit eine weitere Gefahrenquelle für das Einschleppen von Keimen gegeben ist, was sich besonders in der Dritten Welt vielfach als tragisch erweist. Nach Angaben der Weltgesundheits-Organisation (WHO) sterben jährlich mehr als 1,5 Millionen Kinder, weil sie Flaschennahrung bekommen, die mit verunreinigtem Wasser angerührt wurde. Das Welt-Kinderhilfswerk Unicef fordert immer wieder, dass Werbung für Flaschenmilch zur Babyernährung verboten werden sollte. „Ein Kind, das aus der Flasche ernährt wurde, wird mit sechs mal höherer Wahrscheinlichkeit an Diarrhöe (Durchfall) erkranken als ein Kind, das gestillt wurde", sagt *Urban Jonsson*, Unicef-Regionaldirektor.

Mehrere Studien haben ergeben, dass Flaschenkinder häufiger zu Übergewicht, Diabetes, sogar Leukämie neigen. Asthma, Allergien, Atemwegsinfektionen und plötzlicher Kindstod treffen diese Kinder öfters (*H. U. Grimm: Buch „Ernährungsfalle*). Eine US-Regierungsstudie aus dem Jahr 2007 hat 9000 Untersuchungen ausgewertet. Ergebnis*: Gestillte Kinder sind wesentlich gesünder und widerstandsfähiger gegenüber Krankheiten.*

Die Warnhinweise auf Zigarettenpackungen kennen wir. Nimmt man das Risikopotential von künstlicher Säuglingsnahrung ernst, müssten auch dort ähnliche Hinweise aufgedruckt werden: *„Achtung! Dieses Erzeugnis erhöht das Risiko für Allergien und Übergewicht bei ihrem Kind. Es kann das Immunsystem schwächen und die Anfälligkeiten für Krankheiten erhöhen". (Hans-Ulrich Grimm, Die Ernährungsfalle, 2010)*

Muttermilch – das Geheimnis liegt auch in der Verpackung

„Wie schafft die Muttermilch nur diese vielfältigen Wirkungen? Wäre sie lediglich ein geschickter Mix aus unterschiedlichen Nährstoffen, wäre wenig damit erreicht. Die vom Säugling dringend benötigten Mineralien schwimmen nicht etwa einfach in der Muttermilch herum, sondern sind in kleine Eiweißkügelchen gepackt. Erst im Darm des Neugeborenen werden sie wieder freigesetzt. Auch ein Teil des Calciums ist vorsorglich an ein Eiweiß gebunden, damit es geschützt die Darmwand des Säuglings passieren kann und vom Blut an die Stelle des Körpers transportiert wird, an der es gebraucht wird. Auch Fett wird auf diese Weise transportiert. Die schützende Eiweißhülle verhindert, dass das Fett zusammenklebt und als großes Fettauge obenauf schwimmt. Sie sorgt aber auch dafür, dass die Nähr- und Vitalstoffe in der Milch gut verpackt sind. Das ist wichtig, denn bei der Verdauung werden die verschiedenen

Schichten des Kügelchens erst nach und nach aufgeschlossen. So werden die eingelagerten Spurenstoffe wie Kupfer und Eisen erst dann freigegeben, wenn der Körper sie auch verwerten kann. Ein großer Teil dieser Kügelchen geht jedoch direkt ins Blut über, wo sie andere wichtige Funktionen haben. Die Hülle des Kügelchens ist eine komplizierte Membran, die neben Eiweiß auch viele andere biologisch wirksame Substanzen enthält (z.B. Ganglioside). Ganglioside gelten als Nervenschutzstoffe. Sie haben, wie die meisten Stoffe in der Muttermilch, vielfältige Aufgaben, die sie der Reihe nach abarbeiten: Sie regeln Wachstum und Zellkommunikation, helfen bei Krankheiten, indem sie bakterielle Gifte und Erreger abfangen. Ein spezielles Enzym im Speichel des Säuglings ist in der Lage, durch die Kugelhülle durchzuschlüpfen und im Inneren der Fettkügelchen ganz bestimmte Fettsäuren freizusetzen. Diese freien Fettsäuren helfen ebenfalls bei der Krankheitsabwehr. Sie sind in der Lage, z.B. Durchfallviren abzutöten. Die eigentlichen Wirkstoffe entstehen also oft erst auf dem Weg vom Mund zum Darm.“ (*Buch: Prost Mahlzeit, Udo Pollmer, 1994*)

Stillen: Mutterkontakt pur

Durch den innigen Kontakt mit der Mutter beim Stillen gewinnt das Kind die Sicherheit des Geborgenseins, die für seine spätere Entwicklung entscheidend ist. In einem Nichtstillen oder zu frühen Abstillen („auf sich selbst gestellt sein“) kann eine der Ursachen für spätere Verhaltensstörungen gesucht werden. Die Beziehung zwischen der Mutter und Ihrem Kind ist beim Stillen von einer ganz besonderen Intensität und wirkt entscheidend an der Ausbildung emotionaler Belange im Kinde mit.

Da die eigentliche Milch erst am 2. bis 4. Tag "einschießt", stehen dem Neugeborenen die ersten Tage sozusagen zum Üben zur Verfügung. Während die Brüste später anschwellen und auch hart werden, sind sie jetzt noch weich und daher die Warzen gut fassbar.

Außerdem ist die Vormilch süßer als die spätere Milch und reizt das Kind alle Anstrengung aufzubringen, diesen Urquell zu erschließen.

Der Saugreflex beim Säugling ist gleich nach der Geburt am größten, darum sollte das Kind zum frühest möglichen Zeitpunkt angelegt werden, sobald es mit suchenden Bewegungen dies erstmals fordert. Nur in den ersten Tagen nach der Geburt legt die Mutter das Kind so oft an, wie sie will. Die Vormilch bietet dem Säugling nicht nur Immunstoffe und nahrhafte, wertvolle Wirkstoffe, sonder es regt auch die Reinigung des kindlichen Darmes an, beschleunigt die Ausscheidung des Kindspech und bringt die Verdauungstätigkeit in Gang.

Am 2. bis 4. Tag nach der Geburt erfolgt in der Regel das eigentliche "Einschießen" der Milch. Die Brüste werden praller und sind gelegentlich zum Anfang etwas schmerzhaft. Die Bildung der reifen, eigentlichen Frauenmilch setzt nun ein. In den ersten Tagen sind die Trinkmengen gering. Bei den ersten Mahlzeiten werden nicht mehr als 10–30ml getrunken. Nach dem Einschießen der Milch steigt die Milchleistung schnell an, so dass nach 7-10 Tagen 400-500 g (pro Tag) getrunken werden können. Ende des ersten Monats sind es ungefähr 600g, Ende des zweiten Monats 800g, weiter ansteigend bis auf 1 Liter. Durch das Wiegen des Kindes vor und nach jedem Trinken (in derselben Kleidung) auf der Säuglingswaage, kann man die getrunkene Menge feststellen. Von dieser Vorgehensweise wird aber im Dauergebrauch abgeraten. Das gesunde Kind braucht nicht nach jeder Mahlzeit gewogen zu werden. Das häufige Wiegen macht die Mutter bei Schwankungen der Milchmenge unsicher und nervös und schadet so ihrem Stillvermögen, untergräbt außerdem das Selbstvertrauen und verhindert die Entfaltung der Intuition. Regelmäßig nasse Windeln und genügend Stuhlgang beweisen zuversichtlich, dass das Kind an Gewicht zugelegt hat und gedeihen wird. Die Menge der Nahrungsaufnahme ist ja ohnehin nicht das Wesentliche, sondern ausschlaggebend ist, wie die Nahrung vom Körper verarbeitet (assimiliert) wird, ob gute Verdauung und vollkommener Stoffwechsel vorhanden sind, wovon alle Lebensäußerungen des Kindes Zeugnis ablegen, sei es nun schwer oder leicht an Gewicht. Der Verdauungsprozess vollzieht sich bei dem Neugeborenen sobald nach etwa drei Tagen das Kindspech (Mekonium) vollständig ausgeschieden ist. Bei dem Trockenlegen vor jeder Mahlzeit sollten wir dem Kind Zeit und Gelegenheit geben, seine Reck- und Streckübungen auszuführen. Sehr häufig wird dadurch der Stuhlgang angeregt. Danach kann der Nahrungsaufnahme volle Aufmerksamkeit geschenkt werden. Je gesünder das Kind, umso besser streckt es sich nach jedem Schlaf, um "Müdigkeitsstoffe" auszuscheiden, und durch diese "Entspannungsübungen" die peristaltische Bewegung des Darms anzuregen. Lässt man ihm nicht ausreichend Zeit dazu, so hält es mit Trinken inne, sobald die Verdauung (Stuhlgang) stattfindet. Auch verlangt das Kind volle Aufmerksamkeit der Mutter während des Trinkens. Lautes Sprechen, Telefonieren oder andere, ablenkende Tätigkeiten stören eine harmonische Verbindung zum Kind und verunsichern das Kind beim Trinken.

Nach einer deutschen Statistik (2009) werden durchschnittlich ungefähr 70 Prozent der in Deutschland geborenen Babys heute gestillt. Die Stilldauer beträgt durchschnittlich 15 Wochen. 10 Prozent der geborenen Babys werden ein ganzes Jahr lang gestillt. Sehr junge Mütter stillen seltener. Je höher der Bildungsstand, je mehr wird gestillt. In Großstätten wird weniger gestillt als auf dem Land.

Wann und wie oft stillen?

Schon in den ersten Stunden nach der Geburt wird dem Säugling die Mutterbrust gereicht, so oft er danach verlangt, auch nachts. Das kann im Abstand von 1-2 oder 3 Stunden rund um die Uhr geschehen. Manche Kinder sind von den Strapazen der Geburt so erschöpft, dass sie sofort einschlafen und sich erst Stunden später melden. Je früher und häufiger das Kind angelegt wird, umso früher und reichlicher ist auch Milch vorhanden. Je mehr Milch das Kind erhält, umso länger werden die Pausen zwischen den Mahlzeiten. Nach wenigen Tagen hat sich ein Rhythmus eingependelt, so dass die Mutter auch bald in der Nacht Ruhe hat. Ist der Milchfluss erstmal gut in Gang gebracht, reicht es später wahrscheinlich aus, jedes Mal nur eine Brust zu reichen. Das Leertrinken der Brust fördert die Milchbildung und beugt einem Milchstau und einer Brustdrüsenentzündung vor. Ist diese schon eingetreten, hilft eine Weißkohlauflage auf die Brust sehr gut. Die Stilldauer beträgt 5 bis längstens 20 Minuten und hängt unter anderem auch von der Empfindlichkeit der Brustwarzen ab. Anfangs sollte das Kind nicht länger als 10 Minuten saugen, damit sich die Brustwarzen nicht entzünden. Je kürzer die Stilldauer ist, umso häufiger muss der Säugling angelegt werden. Auch bei Brustdrüsenentzündung wird das Kind angelegt, da das Abtrinken der Milch und die Entspannung der Brustdrüsen sich günstig auswirken (siehe auch Brustwarzenpflege).

Wenn das Kind keinen Appetit mehr hat, wird es abgenommen und nicht zum ständigen Weitertrinken ermuntert. Ist zu wenig Milch vorhanden, können beide Brüste zu einer Mahlzeit gereicht werden. Sollte das anfangs noch nicht ganz ausreichen, kann etwas ungesüßter, dünner, warmer Fencheltee mit dem Löffel nachgefüttert werden (wirklich nur im Ausnahmezustand). Mehrere Tage nach der Geburt reichen dem gesunden Säugling normalerweise 5 bis 6 Mahlzeiten pro Tag aus, die im Abstand von 3 bis 4 Stunden gegeben werden. Später können sogar 5 Mahlzeiten genügen. Starre Regeln lassen sich selbstverständlich in keinem Falle aufstellen, da beide – Mutter und Kind – in Ruhe ihren ganz individuellen Rhythmus finden müssen. So ergibt sich mit der Zeit eine ganz natürliche Ordnung für das Stillen. Eine aufmerksame Mutter merkt aber bald, ob das Schreien des Kindes wirklich ein Anzeichen von Hunger ist oder eine Unannehmlichkeit anzeigt wie volle Windeln oder eine falsche Lage, oder ob das Kind dadurch gar nach Nähe und Liebkosung ruft. Ein Tag-Nachtrhythmus des Kindes entwickelt sich erst nach mehreren Wochen.

Die Meinung, dass Säuglinge in einem bestimmten Rhythmus gestillt werden sollen, war noch bis vor etwas 60 Jahren weit verbreitet. Mit der Veränderung der Ernährungsgewohnheiten – weg von natürlichen Produkten hin zu industriell aufgearbeiteten Lebensmitteln und zur Fertigflasche – ist das

Wissen um die Bedeutung von Struktur und Rhythmus beim Stillen verloren gegangen. Gelingt es nicht, das Verlangen des Kindes nach Nahrung in eine gewisse Regelmäßigkeit zu bringen, besteht die Gefahr, dass andere Bedürfnisse als die Aufnahme von Nahrung mit ständigem Essen kompensiert (ruhig gestellt) werden. Heutzutage werden Kinder meist gestillt oder gefüttert, wann und wo immer sie wollen. Die Vermutung liegt nahe, dass hier die spätere Gewohnheit, Nahrung als Ersatz für andere Bedürfnisse zu benutzen, ihre Wurzeln hat. Abgesehen davon, dass das Kind auf diese Weise nicht wirklich das bekommt, was es braucht, schadet es dem Verdauungstrakt, wenn er ständig zum Arbeiten gezwungen wird. Das Verdauungssystem braucht 3-4 Stunden, um eine Muttermilchmahlzeit abzubauen. Dieser Rhythmus von Anspannung bei der Verdauung und Erschlaffung nach dieser geleisteten Arbeit ist für die inneren Organe sehr wichtig. Rhythmus bestimmt jede Schwingung, die natürlichen Abläufen zu Grunde liegt. Rhythmus und Struktur helfen dem Kind, in Harmonie mit natürlichen Prozessen leben zu lernen. Da gesundheitliche Störungen beim Kind ihren Ursprung hauptsächlich in Verdauungsproblemen haben, ist es wichtig dem kindlichen Organismus Zeit und Raum zu lassen, die Nahrung aufzunehmen und zu verdauen. Wenn es zu häufig gestillt wird und zuviel trinkt, wird der Mechanismus des Ausgleichs überlastet. Es kommt zu Nahrungsstagnationen im Verdauungstrakt, und die ersten "Schlacken" werden im Gewebe abgelagert.

Es gibt kaum eine Erkrankung der Mutter, bei der das Stillen unterbleiben muss. Sollte eine außergewöhnlich schwere Krankheit auftreten, regelt die Natur die Vorgänge – die Muttermilch versiegt! Solange jedoch Milch vorhanden ist, sollte das Kind angelegt werden. Auch ein Kaiserschnitt ist kein Grund, nicht zu stillen, auch wenn beim Stillen gewisse Schmerzen auftreten können. Nicht immer verläuft das Stillen von Anfang an ohne Probleme. Selbst wenn der Milchfluss nicht sofort in ausreichender Menge einsetzt, ist dies kein Grund, die Hoffung aufzugeben und auf Zusatznahrung umzusteigen. Der stärkste Reiz zur Milchbildung ist das Saugen des Kindes. Selbst Frauen, die schon halb zur Flaschenahrung übergegangen waren, konnten die volle Stillleistung wieder erreichen, wenn sie einige Regeln beachten. Normalerweise wird der vermehrte Appetit des Kindes dafür sorgen, dass es sich meldet. Nach einigen Tagen intensiveren Stillens (d.h. etwa alle 2 Stunden) wird die Milchmenge wieder dem Hunger des Kindes entsprechen, und es wird sich dann auf eine längere Zeitspanne zwischen den Mahlzeiten einlassen. Geduld und beständiges Anlegen des Kinder regen nach und nach den Milchfluss an. Dabei ist der psychische Faktor nicht zu unterschätzen, dass Zweifel und Missmut der Mutter die Milchproduktion nicht gerade fördern! Eine ruhige Umgebung,

Entlastung von Hausarbeit und möglichst wenig psychische Belastungen begünstigen den Stillvorgang ungemein.

Milchbildung fördern durch die richtige Nahrung

Die Ernährung der Mutter hat entscheidenden Einfluss auf die Qualität der Milch. Nur bei vollwertiger Ernährung wird auch eine vollwertige Milch gebildet. Das schließt nicht aus, dass stark blähende Speisen und saure Zitrusfrüchte im Übermaß dem gestillten Kind nicht zuträglich sein können. Solche und andere Beziehungen zwischen der Ernährung der Mutter und der Bekömmlichkeit der Milch sind nicht zu leugnen. Unabhängig davon ist die Zufuhr ausreichender Mengen Frischkost Milch bildend: Salate, Gemüse, Wildkräuter (Brennnessel), Algenprodukte, Sprossen, frische Weizen- und Roggenkeime (selbst gezogen) usw.

Die folgende Liste an Lebensmitteln sei Anhaltspunkt und Orientierung. Dabei ist zu beachten, dass es hierbei sehr individuelle Unterschiede gibt, die jede Frau für sich selbst herausfinden muss. Sympathien und Antipathien gegenüber bestimmten Speisen spielen dabei auch eine Rolle.

Alle Angaben eigenen sich nicht nur für vegetarisch orientierte Eltern. Auch Mischköstler werden ihren Speiseplan dadurch sinnvoll ergänzen können.

Milchbildende Lebensmittel

Gemüse: Rohe und gedämpfte Möhren, roher Möhrensaft, Fenchel, als Rohkost und gedämpft.
Getreide: Gerte, Hirse, Haferflocken (am besten roh, über Nacht eingeweicht als Müsli),
Nüsse: Mandeln, Mandel-Mus, Mandelmilch, Hanfsamen, Walnüsse (frisch aus der Schale).
Früchte: Goji-Beeren (fördert zusätzlich die Regeneration körperlicher Energie bei Erschöpfung - einweichen und z. B. zum Müsli essen), Sandorn- und Schlehenelixier.
Kräuter,Tees: Fenchel, Kümmel, Anis, (zu gleichen Teilen mischen, und einen Tee bereiten. Dazu einen Teelöffel der Mischung im Mörser zerkleinern, mit einem halben Liter Wasser 10 -15 Minuten köcheln und abseihen; Kurkuma, Kardamon, Basilikum (vielseitig zum Würzen in der Küche verwenden); Teemischung aus drei Teelöffel Maisbart Tee mit einem halben Teelöffel Süßholzwurzel mischen mit einem Liter Wasser 15 Minuten köcheln und abseihen; Gersten Tee: 100g ganze Gerste in 1 ½ Liter Wasser 12 Stunden

einweichen, mit einige Rosinen und getrockneter Feigen 1 Stunde leise kochen, abseihen, evtl. mit Ingwer, Zimt oder/und roten Traubensaft würzen und warm oder kalt trinken; Leinsamen Tee (ungeschrotet, einen Teelöffel Leinsamen mit einem ¼ Liter Wasser 10 Minuten kochen, ein wenig Honig und evtl. ein paar Tropfen Zitronensaft dazu, warm trinken).
Getränke: Frisch gekochte Gemüsebrühe, stilles gereinigtes und am besten energetisiertes Wasser. Ein Liter Flüssigkeit täglich über den Durst trinken.
Fette: Kokosöl (zum Kochen, wirkt entgiftend), Leinöl, Hanföl (für Mutter und Kind wichtige Omega3 Fettsäuren), Weizenkeimöl. Öle immer kaltgepresst (nativ)!

Zu meidende Lebensmittel:

Gemüse: Kohlarten (außer Blumenkohl, Kohlrabi und Brokkoli), Hülsenfrüchte, evtl. Zwiebelgewächse.
Getränke: Genussmittel (Kaffee, Tee, Kakao, Alkohol auch Malzbier), stark Kohlensäurehaltige Getränke.
Obst: Saure Zitrusfrüchte, saure Beeren.
Tee und Gewürze: Petersilie (hemmt die Milchbildung), Salbei (hilft beim Abstillen), Pfefferminztee, Hagebuttentee, Malven Tee, Zinnkraut Tee, scharfe Gewürze.
Geschmacksträger: Saures (Essig, Sauerkonserven, saure Säfte) wirken zusammenziehend.
Diese Vorsichtsmaßnahmen bei der Ernährung sind nach einer gewissen Stillzeit (3 Monate) kaum noch erforderlich. Dann kann die Mutter viele der angeführten Lebensmittel wieder essen, ohne dem Kind zu schaden.

Die Pflege der Brust

Um die Brustwarzen für ihre künftige Aufgabe zu kräftigen, sollten schon während der Schwangerschaft durch vorsichtige Bürstenmassagen und Kaltwasseranwendungen regelmäßige Abhärtungsmaßnahmen stattfinden. Solchermaßen vorbereitete Brustwarzen sind der Beanspruchung durch das Saugen des Kindes besser gewachsen und entzünden sich nicht so leicht. Nicht nur der Bauch sollte durch Einölen vor Schwangerschaftsstreifen bewahrt werden, sondern auch der Busen (nicht die Warzen). Das ist vor allem während der letzten Schwangerschaftsmonate und vor dem Einschießen der Milch wichtig, da sich dann die Haut in kurzer Zeit stark dehnen muss. Zwei bis vier Wochen vor der Geburt sollte die Brust täglich einmal gründlich massiert werden, indem sie mit dem Daumen zur Brustwarze hin ausgestrichen wird. Dabei können gegen Ende der Schwangerschaft kleine, zunächst wässrige und später buttergelbe Tröpfchen sichtbar werden. Dies ist die Vormilch, das Kolostrum. Durch das „Ausstreichen“ der Brust werden die Milchkanäle geöffnet, was sehr wichtig ist, um keinen Milchstauung entstehen zu lassen. Milchstau mit den daraus entstehenden Knoten ist in Verbindung mit Zugluft der häufigste Auslöser für Brustdrüsenentzündung.

Manche Frauen geben das Stillen auf, weil sie eine „schwer gehende Brust“ haben. Das heißt, das Kind saugt zwar kräftig, die Mutter hat dabei große Schmerzen, und die Milch kommt nur tröpfchenweise. Das Kind hört dann vor Erschöpfung auf zu saugen. Wenn die Mutter aber vor jedem Stillen anfangs ringsum, zur Brustwarze hin massiert, um die Milch zu lockern, bis sie in Tropfen oder auch als Strahl herauskommt, wird sie mit Sicherheit stillen können. Warmes Mandelöl (im Handel: Milchbildungsöl) kann dabei noch unterstützend wirken. Dieses Massieren kann weh tut, und zwar umso mehr, je praller die Brust ist, und besonders wenn Knoten spürbar sind. Ein gutes Mittel, um in den ersten Tagen die Milch zu lockern, ist es auch, vor jedem Stillen "warme" Umschläge zu machen. Wenn die Knoten sich während des Stillvorgangs nicht selber lösen, kann mit der freien Hand kräftig in Richtung Brustwarze ausgestrichen werden.

Während der ganzen Stillzeit ist es notwendig, die Brustwarzen nach jedem Stillen gut trocknen zu lassen und erst dann wieder zu "verpacken". Die auf der Brustwarze verbleibende Milch wirkt als ausreichender Schutz vor Infektionen. Jede Art von desinfizierenden Maßnahmen ist zu unterlassen, wozu auch Abtupfen mit verdünnter alkoholischer Lösung gehört. Das harmonische Dasein der normalerweise auf der Haut lebenden Bakterien, die zum Schutz gegen den Einbruch von krankheitserregenden Bakterien notwendig sind, wird gestört. Besonders anfangs ist nicht nur die Brust warm zu halten und vor Zugluft zu schützen, sondern auch Oberarme und Schultern, um einer Brustdrüsenentzündung vorzubeugen.

Es ist auch nicht notwendig, vor jeden Stillen die Brust mit einem sterilen Lappen und abgekochtem Wasser abzuwaschen. Es genügt vollkommen, sich morgens und abends zu waschen und in den BH ein sauberes, heiß gebügeltes Tüchlein zu legen. Sollten mal kleine Hautrisse entstanden sein, kann durch Einreiben der Brustwarzen mit etwas Mandelöl vor oder nach dem Stillen geholfen werden. Hat sich die Brust nach ungefähr zehn bis zwölf Tagen auf "Normalproduktion" eingestellt, und sind keine Knoten mehr vorhanden, wird die Brustpflege erfreulich einfach: Die Brust morgens und abends mit klarem, warmem Wasser waschen, eventuell etwas Obstessig in das Waschwasser geben.

Das "Traumaweinen" des Babys

Das Weinen des Babys wird in der Regel als Signal des Kindes angesehen, dass es entweder Hunger hat oder sich in einer unangenehmen Lage befindet oder einfach, dass es damit seinen Anspruch auf Nähe äußert. Teilweise geht das Weinen des Kindes aber weit über das Anmelden eines Bedürfnisses hinaus. Das Weinen will nicht enden, ganz egal, was man unternimmt, ja, das Kind steigert sich geradezu immer weiter hinein und das Weinen wird zum bedrückenden Schreien. Bei den Eltern löst dies eine gewisse Hilflosigkeit aus, schließlich will man dem Kind ja helfen und das Schreien beenden. Ungeduld und Stress verschlimmern die Situation.

Dr. William Emerson, Mitgründer der pränatalen Psychologie, schuf den Begriff des "Trauma-Weinens", um damit ein Weinen des Babys zu bezeichnen, durch das ein "traumatisches Erlebnis" ausgedrückt wird und sich in diesem nicht zu stillenden Schreien äußert. Babys bringen bereits ein reichhaltiges emotionales Erleben aus ihrer Zeit im Mutterleib und während der Geburt mit und einiges davon ist von solcher Intensität, dass es Zeit braucht, um verarbeitet zu werden. Da dies beim Säugling unterbewusst abläuft hat er keinerlei willentliche Kontrolle darüber. Das Kind will sich über das Weinen "ausdrücken", bis etwas innerlich verarbeitet ist. Wird mit allen Mitteln versucht, dieses Weinen zu unterbrechen oder zu unterdrücken, wird sich das Kind dagegen wehren und noch mehr schreien. Da es sich um keinen willentlich gesteuerten, bewussten Akt des Kindes handelt, läuft der Prozess von außen kaum beeinflussbar ab.

Es geht keinesfalls darum, ein Baby zu ignorieren und in einem anderen Zimmer einfach schreien zu lassen, wie es leider manchmal empfohlen wird. Empathischer Kontakt ist jetzt sehr wichtig, damit das Trauma-Weinen auch zu einer Verarbeitung oder Heilung führen kann. Der Kontakt sollte für das Baby deutlich fühlbar sein, nur sollte er eben nicht zielgerichtet darauf aus sein, das Weinen durch Ablenkung zu unterbinden: Eifriges Herumtragen, Schaukelbewegungen, Füttern, ablenkende Geräusche und was in dieser Situation verzweifelten Eltern noch alles einfällt. Das Trauma-Weinen zu unterbrechen entspricht nicht dem Bedürfnis des Babys, es muss in diesem Moment weinen und nicht Nahrung oder andere Ablenkungen bekommen. Wird regelmäßig durch zusätzliche Nahrungsangebote das Weinen unterdrückt, kann das Kind auch zur Nahrungsaufnahme ein problematisches Verhältnis aufbauen, spürt es doch, dass es auf diese Weise von seinem inneren Schmerz abgelenkt werden kann. Spätere Tendenzen zum Essen aus Kompensation können durchaus auch darauf zurück geführt werden.

Warum haben Babys überhaupt ein Trauma, das sie durch Weinen ausdrücken müssen? Auch ein Baby hat ein reichhaltiges inneres Erleben, mit Höhen und Tiefen, was sich unbewusst emotional einprägt. Es hat einige der größten Herausforderungen und schmerzhaften Erfahrungen, die es im menschlichen Leben gibt, bereits hinter sich, die Geburt. Viele andere traumatisierende Erlebnisse für das Kind kennen wir vielleicht nur noch nicht. Die vier Phasen der Geburt, nach *Dr. Emerson* sind ein gutes Modell, das tiefere Einblicke in Prägungen der menschliche Psyche gegen kann.

Das Wehen auslösende Oxytoxcin wird wahrscheinlich zunächst im Körper des Babys gebildet. Je natürlicher eine Geburt verläuft, umso besser kann die Psyche des Babys diese dramatische Reise in die äußere Welt verarbeiten. Wichtig ist deshalb eine entspannte und freundliche Umgebung für die Mutter. Der Wehenschmerz führt bei der Mutter zur Ausschüttung von Katecholaminen, die zu den Stresshormonen gehören. Wenn aber Katecholamine konstant ausgeschüttet werden, z.B. weil die Mutter friert oder durch Menschen und Umstände unter Druck gerät, werden Oxytocin wie auch Endorphine blockiert. Dies erhöht den Schmerz und verhindert die Öffnung des Muttermundes. Ein geschlossener Muttermund bei starken Wehen ist sowohl für die Mutter wie auch für das Baby erheblicher Stress. Auf den Kopf des Babys können bei einer Wehe 11 kg Druck pro Quadratzentimeter einwirken. Diese psychischen Abläufe machen deutlich, wie verfehlt die moderne Geburtsmedizin in vielerlei Hinsicht ist. Geburten werden durch ein Arsenal an High-Tech-Geräten überwacht und mit künstlichen Eingriffen manipuliert, wenig wird auf eine entspannte Atmosphäre geachtet. Auch unter besten Bedingungen einer natürlichen Geburt ohne künstliche Einleitung der Wehen ist die erste Phase der Geburt für das Baby körperlich sehr intensiv und unter Umständen auch schmerzhaft. Der Druck gegen den noch geschlossenen Muttermund aktiviert enorme Kräfte im Baby und dies mag wichtig für die Entwicklung innerer Stärke im Leben sein. Wenn ein Baby später weint und es dabei Druck in der Stimme und Körpersprache zeigt, kann es möglicherweise ein Ausdruck dieses Erlebens in der Phase der Geburt sein. In der zweiten Phase der Geburt verformt sich der Kopf des Babys, wenn er zwischen den Beckenknochen seinen Weg sucht. Es kommt oft vor, dass die Nase des Babys in dieser Phase gebrochen wird, was aber fast nie nach der Geburt bemerkt wird. Im Tierreich ist der Kopf eines Tierbabys so groß wie der Durchmesser des Geburtskanals. Bei uns Menschen hat der Kopf durchschnittlich einen 2,5 cm größeren Durchmesser als der Geburtskanal, wodurch es notwendig wird, dass wir den Kopf in einer schraubartigen Bewegung durch den geöffneten Muttermund und die anschließende Passage drehen. Ein Baby mag noch viele Monate nach der Geburt schmerzhafte Erinnerungen an diese Phase in sich tragen und sie durch hartnäckiges Weinen ausdrücken. Hat das Baby dazu die Erlaubnis und mitfühlenden Kontakt, kann möglicherweise das Trauma dieser Geburtsphase zu einem großen Teil verarbeitet werden und es kommt zu einer positiven Prägung durch die erfolgreich bewältigte Herausforderung. Für das Baby mag es nach der Geburt notwendig sein, ab und zu durch Weinen die Erschöpfung der dritten Phase zu verarbeiten. Diese Phase ist eine der großen körperlichen Erschöpfung. Die Enge des Geburtskanals quetscht die Nabelschnur, die nach wie vor die einzige Versorgung des Babys darstellt. Die ersten 48 Stunden nach der Geburt gehören nach *Dr. Emersons* Einteilung ebenfalls in die vierte Phase. In dieser Zeit, unmittelbar nach der Geburt, besteht die große Chance auf Verarbeitung der vorangegangenen, traumatischen Erfahrungen. Hier liegt einer der wesentlichen Vorteile natürlicher Geburten, bei denen der menschliche und seelische Aspekt der Geburt nicht einer rein medizinischen Abhandlungen zum Opfer fällt. Nach der Geburt besteht eine besondere Sensitivität von Mutter und Baby für gegenseitigen Kontakt. In diesem Zeitfenster der ersten 20 Minuten können in einem liebevollen Körperkontakt mit der Mutter die natürlichen Rhythmen der Erregung und Entspannung im Nervensystem des Babys ausgebildet werden. Wird in dieser Zeit auch die Nabelschnur noch am Baby gelassen, kann es Stresshormone und durch Stress erzeugte Toxine aus der Geburt durch die Nabelschnur abgeben. Babys schreien nach der Geburt bei ihrem ersten Atemzug nur dann, wenn die Nabelschnur zu früh durchtrennt wird.

Diese kurze Zusammenfassung über das Geburtserleben aus der Sicht des Babys kann einen kleinen Einblick geben, warum ein Baby "Erinnerungen" hat und diese verarbeiten muss. Das Trauma-Weinen ist Ausdruck davon. Je weniger verzweifelt und hilflos die Mutter reagiert, je mehr Sicherheit und Liebe sie in diesem Moment schenken kann, um so schneller tritt der Schmerz beim Kind zurück.

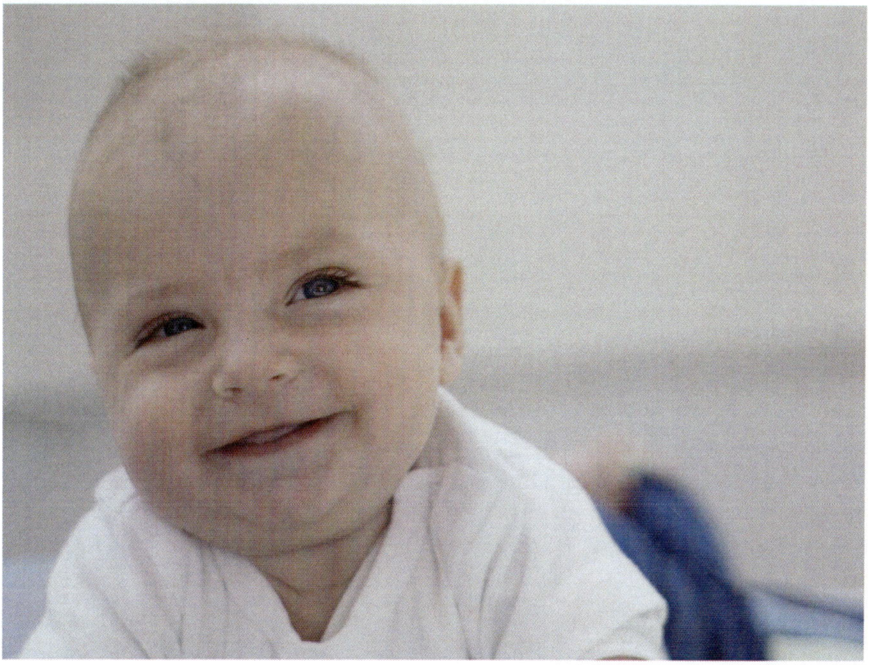

Erste fremde Nahrung

Anfangsnahrung

Wenn Kinder in den ersten zwei Jahren durch Stillen und eine naturgemäßen Ernährung heranwachsen, haben sie eine gute Grundlage, um einen gesunden "Ernährungsinstinkt" zu entwickeln. Ernährung ist Gewohnheit und Prägung. Später handeln wir weitgehend unbewusst in unserer Essensauswahl und unseren Vorlieben.

Je älter ein Kind wird, desto mehr wird es aus eigenem Antrieb eine gewisse Nahrungsauswahl treffen, eingeleitet und gelenkt durch Einflüsse aus der Umgebung wie Elternhaus, Kindergarten, Freunde, Schule und nicht immer ist dann die Gesundheit der Nahrungsmittel das entscheidende Kriterium. Wir als Eltern können in den ersten Monaten und Jahren prägende Grundlagen legen, das Kind mit gesunden Nahrungsmittel stärken und seinen Geschmack in eine ganz bestimmte Richtung lenken. Mit dem nötigen Feingefühl, der richtigen

Mischung aus Konsequenz und Toleranz sollte dies ohne leidvolle Zwänge erfolgen. Voraussetzung ist natürlich immer der Informationsstand der Eltern über die Zusammensetzung einer gesunden Ernährung.

Im Folgendem geht es um die erste fremde Nahrung des Kleinkindes und um die Auswahl der Lebensmitteln, die den höchsten Ansprüchen an Qualität entsprechen. Zu berücksichtigen ist auch, dass unsere heutige Zeit eine zeitsparende, mühelose Zubereitung fordert, das Kleinkind aber dennoch optimal mit allem versorgt werden soll, um von Anfang an eine hervorragende Gesundheit aufzubauen. Der Grundstein für Nahrungsvorlieben wird meist in den ersten Jahren geprägt. Was können wir dem Kleinkind nach einer so perfekten Nahrung wie der Muttermilch bieten?

Meiden sollte man jegliche Babynahrung, die industriell aufbereitet und konserviert ist: Babykost in Gläschen aller Art und egal von welchem Hersteller, Anrührbreie in Packungen etc. Es handelt sich dabei nicht um natürliche Nahrungsmittel, sondern um Präparate. *Bernd Bieder* formuliert es in seinem Buch *"Natürlich Leben und Genießen"* folgendermaßen: *"Präparate sind das Ergebnis eines technisch-chemischen Herstellungsverfahrens, bei dem nicht nur erhitzt und konserviert wird, sondern bei dem diverse Auszugsstoffe, raffinierte Zucker und künstliche Aromastoffe zur Anwendung gelangen."* Das Vertrauen vieler Mütter in die angeblich so gesunde Babynahrung aus der Konserve ist groß, lässt die Werbung doch nichts unversucht, diese Produkte als kontrolliert und vollwertig darzustellen.

Muttermilch ist nicht nur die perfekte Kost für ein Baby, sondern auch eine Art Medikament, denn generell kann Muttermilch das Erkrankungsrisiko von Babys senken. Die Nahrung, welche die Muttermilch Schritt für Schritt ersetzt, muss vollwertig, gut verträglich und gleichsam Heilmittel sein. *„Lasst eure Nahrung euer Heilmittel sein und euer Heilmittel eure Nahrung"*, dieser Satz von *Hippokrates (370 v.Ch.)* gibt den Weg vor.

Wir sind an einer entscheidenden Stelle angelangt, beginnt nun die Ernährungsweise der Mutter (Eltern) zunehmend direkten Einfluss auf das Kind zu nehmen. Mischköstler werden neben Gemüse und Milchprodukten auch Fleisch in die Nahrung des Kindes einbauen. Auch in den standardisierten, offiziellen Ratgebern gehört Fleisch schon in die ersten Breimahlzeiten. Üblicherweise wird das Familienessen auch gekocht und das Kind bekommt nach und nach seinen Teil davon ab. Die Grundlage für die Ernährungshinweise in diesem Buch basieren auf einer vegetarischen, tierisch-eiweißfreien Nahrung, die überwiegend in rohem Zustand gereicht wird. Vielleicht kann dies Anlass für so manchen Mischköstler sein, seinem Kind zumindest in den ersten Monaten und Jahren eine Ernährung zukommen zu lassen, die ausgewogen und gesund, frei von Schadstoffen und den Stoffwechsel belastenden Elementen ist und eine ausgezeichnete Basis für die weiteren Jahre darstellt.

Warum Rohkost?

Das folgende Kapitel beschäftigt sich grundlegend mit der Wertigkeit unserer Nahrung und deren Veränderung bei der Zubereitung durch Hitze (Kochen, Konservieren. . .). In den einschlägigen Ratgebern für Mütter wird Beikost, ja Babykost überhaupt, von Anfang an vorwiegend gekocht. Rohe Zugaben beschränken sich meist auf Obst.

In diesem Buch wird schwerpunktmäßig Rohkost in der Babynahrung proklamiert. Nicht nur Früchte, auch alle Gemüsesorten und vor allem alle grünen Blätter (Salate, Wildpflanzen) dürfen keinerlei Hitzeprozessen über 42 ° ausgesetzt werden, um ihren vollen Vitalwert zu erhalten. In den vorhergehenden Kapiteln wurde immer wieder auf die Nachteile eines Denaturierungsprozesses durch Erhitzen von Nahrung hingewiesen (siehe Milch). Im Folgenden soll eingehender auf die Auswirkungen von Hitzeprozessen auf die Wertigkeit unserer Nahrung eingegangen werden um zu zeigen, dass eigentlich an Rohkost kein Weg vorbei führt, zu groß sind die Schädigungen, die wir unseren Lebensmittel mit dem Kochen zufügen. Um es aber gleich zu sagen, eine gewisse Menge an Kochkost kann von unserem Körper durchaus verarbeitet werden, wichtig ist nur, dass der Rohkostanteil möglichst hoch ist. Da Rohkost sich aber prinzipiell als optimale Aufbau- und Heilkost erwiesen hat, ist es nur folgerichtig, gerade die erste fremde Nahrung des Kindes danach auszurichten.

Wie sich Erhitzen auf unsere Nahrung auswirkt

Wärmeprozesse sind aus der menschlichen Nahrungszubereitung nicht fortzudenken. Wir finden das Kochen von Lebensmitteln ganz „natürlich“, obwohl ein derartiger Prozess in der freien Natur nirgends vorkommt. Kochen und Braten, Haltbarmachen mit Hitze oder Kälte, all das sind Verarbeitungsprozesse, die wir nicht kritisch hinterfragen, erzeugen sie doch schmackhafte Gerichte, die wir nicht missen möchten. Einerseits wissen wir, dass durch Erhitzung von Nahrungsmittel ihr Vitamingehalt eingeschränkt wird. Andererseits wird vielfach davon ausgegangen, dass Zubereitungsprozesse mit Hitze die Nahrung bekömmlicher und leichter verdaulich machen, und manche Lebensmittel, wie Kartoffeln, sind erst durch den Kochprozess überhaupt essbar. Durch die Erfindung des Kochprozesses in der Menschheitsgeschichte erschließen wir uns also nicht nur neue Nahrungsquellen, sondern rationalisieren den Zubereitungsprozess auf ein Maximum,

was uns in Form vorgefertigter Nahrung eine Menge Zeitersparnis einbringt. Eine effektive Haltbarmachung von Nahrungsmittel (Pasteurisieren) ist auch erst durch Hitzeprozesse möglich geworden. Also - wo ist das Problem?
Betrachtet man aber die Auswirkungen des Erhitzungsprozesses auf die Qualität und den Nähr- und Vitalstoffgehalt der Nahrung sieht das Bild schon ganz anders aus. Während des Kochens (über 42°) werden Enzyme zerstört, Rückstände von Pestiziden und Fungiziden in den Nahrungsmitteln zerfallen in toxische Bestandteile, die Anzahl der freien Radikalen nimmt zu. Außerdem gerinnt das Eiweiß und wird für den Körper nur noch bedingt verwertbar. Das Verspeisen von Nahrungsmitteln, die zu heiß sind, führen zur Zerstörung der Verdauungsenzyme in der Magenschleimhaut. Auch kann beobachtet werden, dass nach dem Essen von gekochter Speise die Zahl der weißen Blutkörperchen rapide ansteigt, die sonst nur zur Abwehr von unerwünschten Eindringlingen mobilisiert werden. Betrachten wir den Sachverhalt einmal genauer.

Die Wichtigkeit von biologisch aktiven Enzymen in unserer Ernährung

Auf der physischen Ebene hängen alle unsere Lebensprozesse von Enzymfunktionen ab. Sie sind die Kräfte des Lebens im biologischen Bereich. Sie sind verantwortlich für die Verdauung, für die Entsorgung der Gifte, die durch interne und externe ökologische Verschmutzung angefallen sind, für die Aufrechterhaltung unseres Immunsystems und für den regulären Ablauf unseres Stoffwechsels sowie aller Regenerationsprozesse. Man schätzt, dass es im Körper 75000 bis 100000 verschiedene Enzymsysteme gibt. *Dr. Ann Wigmore* bezeichnet die Bewahrung der Enzyme als das Geheimnis des Lebens. *Dr. Howell*, ein Pionier im Bereich der Erforschung der Nahrungsenzyme, behauptet, dass die Menge an Enzymen, die wir in unseren Systemen haben, dem entspricht, was wir als Lebensenergie oder Vitalität bezeichnen, und betrachtet unseren Enzymspiegel als Indikator unseres Gesundheitszustandes. Das Essen gekochter Nahrungsmittel führt nachweislich zu einem Enzymmangel.

Rohe, naturbelassene Nahrungsmittel scheinen eine Fülle der Enzyme zu enthalten, die für den Großteil ihrer Verdauung notwendig sind. Sie werden in dem Augenblick freigesetzt, in dem wir anfangen, die Nahrung zu kauen um die Zellwände aufzubrechen. Unverarbeitete, natürliche Kohlenhydrate, wie zum Beispiel Getreidekörner und rohes Zuckerrohr, enthalten exakt das richtige Quantum an Chrom, damit dieser als Co-Faktor bei ihrer Assimilation im Körper fungieren kann. Wenn das natürliche Ausgangsprodukt nun technisch zu weißem Zucker und weißem Mehl verarbeitet wird, geht viel Chrom

verloren. Um es dennoch assimilieren zu können, müssen wir dieses wichtige Spurenelement aus unseren körpereigenen Vorräten nehmen. Mit der Zeit werden dadurch die Chromvorräte im Gewebe erschöpft.
Nach *Howell* ist es unerheblich, ob die Nahrung langsam oder schnell erhitzt wird oder ob die Hitze feucht (Dampf) ist. Wird ein Nahrungsmittel mehr als eine halbe Stunde lang über 48°C erhitzen, werden immer 100 Prozent der Enzyme zerstört. Enzyme sind für eine reibungslose Verdauung aber unerlässlich. Führen wir sie unserem Körper nicht mit Nahrung selbst zu, ist er gezwungen, auf seine eigenen Enzymreserven zurück zu greifen. Durch Kochen werden besonders diejenigen Enzyme zerstört, die für die Verdauung im oberen Bauchraum (Magen und Dünndarm) zuständig sind. Damit sind verstärkt unsere eigenen (endogenen) Verdauungsenzyme des Magens, des Pankreas, der Leber und des Dünndarms gefragt, um die Verdauungsarbeit zu leisten. Dadurch ziehen wir aber unserem Körper Energie ab, die er an anderer Stelle dringend benötigt z.B. zur Bekämpfung von Krankheiten. Das bekannte Phänomen, dass kranke Kinder wenig Appetit haben, hat hier ihren Ursprung. Die Enzymenergie wird hauptsächlich für die Bekämpfung der Krankheit oder für die Regeneration des Körpers benötigt. Nach überstandener Krankheit steigt der Appetit dann rapide an und signalisiert Genesung. Liefern wir unserem Körper aber mit der Nahrung die zu ihrer Verarbeitung notwendigen Enzyme gleich mit, entlasten wir den Energiehaushalt unseres Körpers. Nur in unerhitzter Nahrung sind alle Enzymmuster voll verfügbar.

Das Software Prinzip

In meinem Grundlagenwerk INPUT-Ernährung/Basics - Das Software Prinzip" habe ich mich ausführlich mit diesem Sachverhalt auseinandergesetzt. Der Begriff "Software" ist aus der Computerbranche entlehnt und bezeichnet die Tatsache, dass hinter all den Nähr- und Wirkstoffen in unseren Lebensmitteln eine steuerndes Prinzip steht, das aktiv auch in den Verarbeitungsprozess von Nahrung im Körper eingreift. Das ist vielfach nicht bekannt, in der Forschung aber mehrfach belegt. Das ist entscheidend für Auswahl, Zubereitung und Verwertung von Nahrung. Nur der natürliche Verbund aller Nähr- und Vitalstoffe in einem Lebensmittel enthält ein funktionierendes Energiemuster, das Verarbeitung und Wirkung der Nahrungsbestandteile in unserem Körper steuert. Das Vorhandensein eines vollständigen Enzymmusters ist nur einer von vielen Bausteinen, die wir in unserer Nahrung unangetastet lassen müssen. Der gesamte Komplex aller Wirkstoffe in unserer Nahrung bedarf eines Steuerungssystems, das alles verbindet und strukturiert. Mehreren Wissenschaftlern ist es gelungen, die Existenz einer aktiven Logistik in natürlicher Nahrung nachzuweisen. Informationsträger sind Lichtemissionen, gespeichert in lebenden Makromolekühlen, aktiv kommunizierend durch Biophotonen. *Prof. A. Popp* hat Existenz und Wirkungsweise mit Hilfe eines bestimmten, hochsensiblen Messgerätes bestätigt, das die Stärke der Lichtemission feststellt. Die Photonenaktivität ist bei Lebensmitteln am höchsten, die Natur belassen sind. Die Lichtstrahlung lässt in dem Maße nach, wie das Nahrungsmittel entweder durch Lagerung und Alter oder durch Verarbeitung verändert wird. Denaturierte Nahrungsmittel oder künstlich synthetisierte Produkte weisen eine deutlich verringerte Photonenaktivität auf. Bei Analysen von Babybrei durch Popps Labor wurde etwa beim Apfel-Bananen-Püree eines namhaften Herstellers ein Wert von knapp über 300 Lichteinheiten gemessen, bei der Konkurrenz waren es etwa 600 / und beim selbstgemachten, rohen Apfel-Bananen-Brei waren es 20 000. Seine Messmethode wurde auch eingesetzt um die Wertigkeit von Obst und Gemüse aus Bioanbau von konventionell angebauter Ware zu unterscheiden. Im Tierversuch kann die völlig unterschiedliche Wirkung unveränderter zu denaturierter Nahrung auf den Organismus nachgewiesen werden. Ist diese "Software" im Nahrungsmittel geschwächt oder zerstört, löst es im Körper Verarbeitungsprobleme und Fehlreaktionen aus, die dann letztendlich zu Krankheiten führen können. Es reicht eben nicht aus, den Körper mit einer Menge "Hardware" in Form von Nährstoffen zu füttern, ohne eine funktionierende Software läuft nichts wirklich zusammen. Unsere Ernährungsweise heute baut zu einem Großteil auf derart entwerteter, also denaturierter Nahrung auf: Fast Food, Fertignahrung aus dem Supermarkt, Konserviertes, Baby-Fertignahrung, im Prinzip alles Gekochte und Gebratene, künstliche Geschmacksstoffe und Substanzen, synthetisch hergestellte Produkte.

Nehmen wir natürliche, "lebendige" (aktives, vollständiges Energiemuster) Nahrung zu uns, werden gemeinsam mit den körpereigenen Informations- und Reaktionsmustern die biochemischen Abläufe optimal gesteuert. Je höher die Lichtspeicherfähigkeit des Nahrungsmittels ist, desto höher ist ihr Beitrag zur zellulären Ordnung. Ordnung bedeutet Gesundheit und Vitalität. In Rohkost ist sowohl der Gehalt an Nährstoffen, als auch an Information am vollständigsten erhalten. Der Rohkostanteil an unserer Nahrung sollte deshalb möglichst hoch sein. Die Heilerfolge von *Dr. med. M. Bircher-Benner* mit strenger Rohkostdiät an von der Medizin aufgegebenen Patienten sind herausragend gewesen. Erst dadurch wurde man auf die Bedeutung der Rohkosternährung überhaupt aufmerksam. Erklären lässt sich dies auch aus der Ganzheitlichkeit des Energiemusters heraus, die dem kranken Körper Struktur- und Ordnungsimpulse liefert, an denen er genesen kann. Durch die Entdeckung des Penicillins und anderer medikamentöser Behandlungsmethoden wurde die

Heilwirkung von Rohkost verdrängt, wohl aus Bequemlichkeit. Für einen weitgehend gesunden Menschen reicht es aus, wenn der größere Teil seiner Nahrung aus Rohkost besteht. Machen wir uns aber nichts vor! Der kleine Beilagensalat und ein wenig Obst täglich machen nicht einmal 5% unserer heutigen Ernährung aus.

Weiß man um diese Zusammenhänge, sieht man unsere Ernährung mit anderen Augen. Ein Perspektivenwechsel ist angesagt! Kennt man die Nachteile denaturierter Nahrung und weiß, was sie in unserem Körper anrichtet, entsteht eine neue Bewusstheit mit Nahrung umzugehen. Die Konsequenz daraus ist ein neues Ernährungsverhalten, das gesundes Wachstum und Gesundheit verspricht. Solange wir unsere Ernährung nicht ganz zentral ursächlich für viele Krankheiten und Gebrechen verantwortlich machen, werden wir weiter mit den Mitteln der modernen Medizin lediglich Symptombekämpfung großen Stils betreiben. Man muss sich fragen, ob es heute noch einen wirklich gesunden Menschen gibt? Breit angelegte Untersuchungen haben ergeben, dass ein Großteil der Probanten sich als gesund bezeichnet, medizinisch gesehen aber an vielfältigen Krankheiten leidet (latent).

Bereits nach Minuten, nachdem irgendetwas von uns verzehrt wurde, ist jede Zelle unseres Körpers, einschließlich Gehirn, Muskeln, Drüsen und Haut, davon beeinflusst. Und mag diese Mahlzeit auch noch so klein sein, bewirkt sie Veränderungen in der Funktionsfähigkeit eines jeden Organs. Die Muskelspannung in den Arterienwänden, die Anzahl lebenswichtiger Hormon, die Mineralsstoffregulation in den Nieren und tausend andere feine, aber wichtige Funktionen werden von jedem Lebensmittel, welches gegessen wird, unmittelbar manipuliert. Eiweiße und andere Substanzen werden dann praktisch zu Gewebe, werden eins mit uns. Bei jeder schwangeren Frau werden die Nahrungsmittel und alle chemischen Schadstoffe, die in den Nahrungsmitteln versteckt lauern konnten, eins mit dem Baby. Das in ihr wachsende Kind ist tatsächlich zusammengesetzt aus all der Nahrung, mit der es schon im Mutterleib ernährt wird und entwickelt sich zu einem Erwachsenen, der gemacht ist aus der Nahrung, die er von jetzt an zu sich nimmt.

Für die werdende Mutter ist es verständlicherweise besonders wichtig, mit ihrer Nahrung neben ausreichend Nährstoffen auch vollständige Energiemuster aufzunehmen, wächst doch in ihrem Körper neues Leben heran, das sich nur an dem ausbilden kann, was der mütterliche Organismus liefert.

Ernährungsstudie

An dieser Stelle sei nochmals an den Versuch von *Dr. Francis Pottenger* erinnert, der deutlich die Auswirkungen von denaturierten Nahrungsmittel auf Wachstum und Gesundheit zeigt. 900 Katzen wurden für die Dauer von 10 Jahren (vier Generationen) unterschiedlich gefüttert. Die Hälfte der Population wurde mit rohem Fleisch und roher Milch, die andere Hälfte mit gekochtem Fleisch und pasteurisierter Milch ernährt. Die Katzen, die gekochte Nahrung bekamen, entwickelten degenerative Krankheiten. Mit jeder Generation nahmen die angeborenen Knochenkrankheiten und andere Anomalien zu, so dass in der dritten Generation die gesamte Population steril und bereits von Geburt an deformiert war. Die einzigen Faktoren, die wir kennen, die durch Pasteurisierung völlig zerstört werden, sind biologisch aktive Enzyme. Die Studie zeigt deutlich, dass die fehlenden Enzyme in der gekochten Nahrung maßgeblich den Gesundheitszustand beeinflussen.

Leukozytose als Warnsignal

Dr. Paul Kouchakoff stellte fest (1930), dass kommerziell verarbeitete (erhitzte) und gekochte Nahrungsmittel in unserem Körper nicht nur einen sprunghaften Anstieg der weißen Blutkörperchen verursachen, sondern auch das Verhältnis der verschiedenen weißen Blutzellen zueinander verändert. Er konnte erkennen, dass die kritische Temperatur, bei der eine Leukozytose hervorgerufen wurde, etwa bei 88°C lag, wenn die Nahrung vorher 30 Minuten lang gekocht wurde. Wurde dasselbe Nahrungsmittel hälftig roh und gekocht verspeist, stellte sich die Vermehrung der weißen Blutkörperchen (Leukozytose) nicht ein, ebenso nicht bei reiner Rohkost. In unserer physiologischen Realität erzeugt der Verzehr gekochter Nahrung also eine pathalogische Erstreaktion im Körper. Es kommt zu einem Verarbeitungskonflikt. Wenn Nahrungsmittel gekocht werden, können die Energiefelder nicht sofort mit dem Körper resonieren, daher reagiert der Körper mit einer Verteidigungshaltung, bis die gekochte Nahrung mühsam vom Körper reorganisiert ist. Diesen Vorgang kann man erst wirklich einordnen, wenn man das Vorhandensein reaktiver Energiestrukturen in der Nahrung annimmt. Der Informationsgehalt der Nahrung muss erst wieder hergestellt werden, um sie verarbeiten zu können. Der hälftige Rohkostanteil hat seinen Beitrag dazu geleistet.

Was versteht man unter "lebendiger" Nahrung?

Viele Rohköstler sprechen bei erhitzter oder industriell hergestellter Nahrung gerne von "toter" Nahrung. Die beiden Begriffe "tot" und "lebendig" werden auf Nahrung bezogen in ihrer Bedeutung anders interpretiert als in der Zoologie. Ein Getreidekorn wird eine Pflanze hervorbringen, wenn es in die

Erde gelegt wird. Es ist also lebendig, weil es auch im ruhenden Zustand das Potential und Programm für Leben unangetastet enthält. Gekocht ist es aber nicht mehr keimfähig, also tot. Ebenso verhält es sich bei einem Hühnerei. Das heißt aber nicht, dass es vollkommen wertlos ist. Auch im "toten" Zustand enthält Nahrung noch Bestandteile, die über die Verdauung aufgenommen werden können (Nährstoffe). Was fehlt ist das "Lebensprogramm", die "Software", die aus einer Ansammlung Nährstoffe ein umfassendes Energiepotential macht. Diese Begrifflichkeit wird nun aber auf alle Pflanzenteile ausgedehnt, nicht nur auf Keimgut. Nehmen wir Fleisch und Fleischprodukte zu uns, brauchen wir uns über den Gehalt an Lebendigem keine Sorgen mehr zu machen - noch mehr tot als das Tier und damit das Stück Fleisch auf unserem Teller, geht nicht! Die lebenserhaltenden Energien haben beim Tötungsvorgang des Tieres den Fleischkörper als verwesendes Aas zurückgelassen. Dennoch enthält auch Fleisch eine ganze Reihe Nährstoffe, die der Körper durchaus noch verwerten kann. In einem geernteten Stück Gemüse dagegen bleibt der Funktionszusammenhang noch lange erhalten und die strukturelle Lebendigkeit aktiv. Durch Lagerung und entsprechende Zubereitung mindert sich natürlich auch nach und nach der Energiegehalt und damit die Lebendigkeit. Der rein materialistisch denkende Mensch wird nicht viel von angeblichen Lebensenergien und steuernden Strukturen in der Nahrung halten, die im Reagenzglas weder sichtbar noch nachweisbar sind. Eine Fülle von Experimenten mit toter und lebendiger Nahrung zeigt aber deutliche Unterschiede in ihren Folgen für Gesundheit und Wachstum. Und das größte, aktuell laufende Experiment ist unsere Zivilisationskost mit Millionen Probanten in der ganzen Welt. Ein unvoreingenommener Blick auf deren Gesundheitszustand ist ernüchternd! Es kommt also wesentlich auf den Erhalt des natürlichen Verbundes aller Bestandteile in einem Nahrungsmittel an. Ein lebendiges Lebensmittel ist also nicht nur die Summe ihrer Nähr- und Wirkstoffe, eingeschlossen in den Pflanzenkörper, sondern beinhaltet ihr ungestörtes Wirkungsvermögen, ihr voll erhaltenes Energiemuster (Software). Kochprozesse zerstören dieses Muster und setzen das Wirkungsvermögen herab. Derartig funktionsgeminderte Nahrungsmittel werden "denaturiert" oder "tot" genannt. Unser Körper als lebendiges Wesen kommuniziert mit den lebendigen Strukturen in der Nahrung, erhält Energie, Wachstums- und Heilungsimpulse. Es ist wie ein großes Orchester mit unterschiedlichen Instrumenten, die aufeinander abgestimmt sein müssen, um Harmonie zu erzeugen. Unser gesamter Stoffwechsel ist davon abhängig. Da unser Körper aber auf unbedingten Erhalt seiner Systeme angelegt ist, ist er auch in der Lage, aus wertgeminderter, ja toter Nahrung immer noch aus eigener Kraft brauchbare Bausteine herauszuholen, was aber enorm Energie kostet und nach

und nach das Gesamtsystem schwächt. Diese Reorganisationsprozesse laufen immer mit Verschleiß ab in Form von sich summierenden Schadstoffen, Ablagerung von Schlacken im Gewebe und, auf längere Zeit betrachtet, mit Beeinträchtigung von Organfunktionen. Lebendige Nahrung dagegen versorgt unseren Körper mit vollständigen Verarbeitungsmustern und Hilfsstoffen (Enzyme), stützt Wachstum und Entwicklung optimal und hilft Dissonanzen (Krankheiten) vorzubeugen und sie zu beseitigen.
Warum werden diese Zusammenhänge nicht publiziert? Unsere gesamte Auffassung von gesunder Ernährung würde auf den Kopf gestellt. Ganze Wirtschaftszweige kämen in große Bedrängnis. Da ist es doch einfacher, den Menschen einzureden, Nahrung wäre lediglich ein komplexer Mix aus verschiedenen Nährstoffen, die man notfalls synthetisieren und beimischen kann. Unsere Ernährungswissenschaftler haben die Sache schon im Griff und eine effektive Lebensmittelkontrolle sorgt für Unbedenklichkeit.

Denaturierung: Große Veränderungen auch bei der "Hardware"

Nachgewiesen ist, dass mindestens 50 Prozent der B-Vitamine durch Kochen verlorengehen. Wenn die Nahrung lange gekocht wird, können die Verluste an Thiamin bis zu 96 Prozent betragen. Von Biotin können bis zu 72 Prozent, von der Folsäure bis zu 97 Prozent und vom Vitamin-C 70 bis 80 Prozent verloren gehen. *Viktoras Kulvinskas* schätzt, dass die Gesamtmenge der zerstörten Nährstoffe oder der Verlust der Bioaktivität durch das Kochen etwa 85 Prozent beträgt. Hinzu kommt, dass das *Max-Planck-Institut* für Ernährungsforschung in Deutschland festgestellt hat, dass gekochte Proteine im Verhältnis zu ungekochten nur zu 50 Prozent biologisch verwertbar sind. Ganz allgemein kann man sagen, dass das Kochen der Nahrungsmittel dazu führt, dass die chelatierten Mineralformen (durch eine Proteinhülle geschützt) der bioaktiven Proteine gerinnen, die RNA- und DNA-Struktur zerstört wird und in den Fetten und Proteinen freie Radikale erzeugt werden. *Dr. William Newsome* vom Canadian Department of Health and Welfare (Büro für chemische Sicherheit der Abteilung für Ernährungsforschung), entdeckte, dass in mit Fungiziden behandelten Tomaten, die gekocht worden waren, 10- bis 90mal mehr ETU enthalten war als in rohen Tomaten aus demselben Garten. ETU ist ein Mutagen, eine krebserzeugende Verbindung, die entsteht, wenn EBDC-Fungizide erhitzt werden. Seiner Ansicht nach ist der ETU-Gehalt in chemisch behandeltem und gekochtem Gemüse 50mal so hoch wie in dem gleichen Gemüse in roher Form. Angesichts der enormen Mengen an chemisch behandelten Nahrungsmitteln, die wir kochen und zu uns nehmen, sollten wir wirklich über die Bedeutung dieser Forschungsergebnisse nachdenken und letztlich Konsequenzen ziehen.

Heiß ist schwer zu verkraften

Wenn wir unsere Nahrungsmittel zu heiß essen, können sie die Enzymsysteme in unserer Magenschleimhaut zerstören und darüber hinaus auch die Magenschleimhaut verletzen. Es gibt veröffentlichte Studien, die zeigen, dass 10 Prozent der Menschen, die Tee mit einer Temperatur von 50°C tranken, und 77 Prozent der Menschen die Tee mit einer Temperatur von 58 °C zu sich nahmen, enzymatische Anomalitäten im Magen aufwiesen. Eine beständige Irritation des Halses und der Zunge durch heiße Speisen, heiße Getränke und auch Alkohol geht mit einem erhöhten Vorkommen von Hals- und Zungenkrebs einher. Kann man 10 Sekunden lang seinen kleinen Finger in das Getränk halten, ohne das Gefühl zu haben, dass es schmerzt, kann man es ohne Schaden trinken. Auf der anderen Seite verlangsamen eisgekühlte Getränke und kalte Speisen die Enzymfunktion und die Peristaltik des Verdauungstrakts.

Die Intensität der Gesamtheit

Von allen Küchenverarbeitungen der menschlichen Nahrung ist der Kochvorgang der "lebensgefährlichste" sowohl für die Lebendigkeit des Nahrungsmittels als auch für den menschlichen Körper selbst. Er schmälert oder zerstört nicht nur den Gehalt an Nähr- und Vitalstoffen, sondern ganz elementar sein Wirkungsvermögen. Im Reagenzglas des Lebensmittelchemikers mag sich das alles nicht zeigen. Lebendigkeit ist chemisch nicht darstellbar. Im "Lebendversuch" allerdings zeigen sich die wahren Verhältnisse: Der Körper wird nach und nach geschwächt. Notgedrungen holt er aus seinen eigenen Reserven Begleitstoffe und Wirkungsmechanismen, um selbst aus "toter" Nahrung noch brauchbare Bausteine zu reorganisieren. Das natürliche Gefühl für Sättigung geht verloren. Quantität wird mit Qualität verwechselt. Der ureigene Instinkt für die Wertigkeit der Nahrung schwindet. Letztendlich dominiert das Verlangen nach überstarken Geschmacksträgern, die Wertigkeit vortäuschen; ein Teufelskreis entsteht, aus dem es fast kein Entrinnen mehr gibt. Das viel gepriesene Schlaraffenland mit seiner Überfülle an Nahrungsmitteln, leicht verfügbar, vielfältig und billig, ist zur Falle für unsere Gesundheit geworden.

Die Essener - Vorbild in Sachen Ernährung

Eines der größten Experimente mit Rohkosternährung wurde von *Dr. Edmond Bordeaux Szekely* durchgeführt, der über einen Zeitraum von 33 Jahren mehr als 123 600 Menschen auf die Auswirkungen von reiner Rohkost hinsichtlich ihrer Gesundheit untersuchte. Er hat im Experiment das alte Essener-Wissen überprüft. Die Essener waren eine kleine Volksgruppe im Palästina um die Zeit Christi Geburt. Bekannt geworden sind sie unter anderem durch eine naturnahe Ernährung mit ausschließlicher Rohkost aus Natur belassenen Lebensmitteln, die sie immer zeitnah nach der Ernte verzehrten.

Szekely erzielte in seinem Experiment im Vergleich mit Kontrollgruppen erstaunliche Resultate in der Verbesserung der Gesundheit. Im Kommentar zu seinen Experimenten schrieb *Szekeley,* dass er das Gefühl habe, gerade die großen biochemischen Geheimnisse des Lebens zu lüften, welche die Essener schon vor zweitausend Jahren kannten.

Auch entwickelte er eine Klassifizierung der Nahrungsmitteln. Die vierteilige Tabelle stellt dar, in welchem Grad die Nahrungsmittel zur Wiederherstellung sowie zum Erhaltung der Gesundheit dienen und inwieweit sich ein ordnendes Wirkungsvermögen zeigt in Sachen Zellerneuerung und Gesunderhaltung des Organismus. Für *Dr. Szekeley* war eindeutig, dass es sehr beschränkt ist, Nahrungsmittel nur vom materialistischen Standpunkt aus zu betrachten, also lediglich Kalorien, Proteine, Fette und Kohlenhydrate zu zählen.

Die erste Kategorie bezeichnete er als **biogen.** Diese Nahrungsmittel sind hochgradig Lebens- und Energie spendend. Sie sind Basenbildner, energetisch aufgeladen und enthalten viele Enzyme, vorverdaute vollständige Proteine, chelatierte Mineralstoffe, Nukleinsäuren, Vitamine, RNA, DNA und Vitamin B12. Sie besitzen seinen Erkenntnissen nach, die Fähigkeit, den menschlichen Organismus zu regenerieren und zu vitalisieren. Zu dieser Kategorie gehören auch sämtliche Sprossen, eingeweichte und gekeimte Nüsse und Samen, gekeimte Körner und Hülsenfrüchte sowie die jungen Sprossen von Getreidegräsern, die in der Kleinkind- sowie in der Erwachsenenernährung hauptsächlich in Form von Saft verspeist werden. Das Ziehen von Sprossen geht bis auf das alte China zurück. Der Enzymgehalt steigt dadurch auf das 6- bis 20fache, Phytate werden abgespalten, und es kommt zu einem gewaltigen Anstieg der Stoffwechselaktivität. Stärken werden zu Einfachzucker aufgebrochen, Proteine zu leicht assimilierbaren freien Aminosäuren vorverdaut, und Fette werden zu löslichen Fettsäuren gespalten. Auch der Vitamin und Mineralstoffgehalt steigt in den Sprossen rapide an: Vitamin B6 um 500 Prozent, B5 um 200 Prozent, B2 um 1200 Prozent, Biotin um 50 Prozent und

Folsäure um 600 Prozent. Diese biogenen Nahrungsmittel sind in der Lage, einen völlig neuen Organismus hervorzubringen. Ihr Potential wird auf den Menschen übertragen und hilft ihnen, bei ihren Entwicklungsprozessen, Heilungs- und Regenerationsvorgängen.

Die zweite Kategorie von Nahrungsmitteln wird **bioaktiv** genannt. Sie können die Lebenskraft gesunder Menschen erhalten und auch steigern. Zu den bioaktiven Nahrungsmitteln gehören frische, unverarbeitete, rohe Früchte, Gemüse und alle grünen Blätter.

Die dritte Kategorie sind **biostatische** Nahrungsmittel. Sie erhalten weder das Leben noch sind sie Lebens spendend, sie vermindern die Qualität der Körperfunktion, sind Lebens verlangsamend und treiben den Prozess des Alterns voran. Hierzu gehören unsere gekochten Nahrungsmittel und solche, die zwar roh, aber nicht mehr frisch sind.

Die vierte Kategorie nannte er **biosaure** oder lebenszerstörende Nahrungsmittel. Sie sind durch viele Verarbeitungsprozesse gegangen und voller Zusätze und Konservierungsmittel. Sie bauen die Lebensfunktionen rasch ab. Biosaure Nahrungsmittel stören und entladen organisierende, feinstoffliche Energiefelder im Organismus, stören die Ordnung, die Organisation der Energie und damit ihr Wirkungsvermögen. Durch Desorganisation werden auch entscheidende Entwicklungsvorgänge schon in der Kindheit gestört, die später zu Entwicklungsstörungen und Krankheit führen.

Damit zeichnet *Szekely* ein ähnliches Bild der aktuellen Ernährungssituation wie viele andere Ernährungswissenschaftler (*M. Bircher-Benner, Prof. Kollath, Ehret, Schnitzer….*).

Der mengenmäßige Einsatz von Rohkost muss aber der jeweiligen Situation angepasst werden. So ideal eine ausschließlich aus Rohkost bestehende Ernährung auch wäre, angesichts der allgegenwärtigen Kochvorgänge ist dies kaum zu erreichen und für einen gesunden Menschen auch nicht notwendig. *Dr. Paavo Airola* empfiehlt für den gesunden Menschen einen Anteil von 80% Rohkost, Bircher-Benner 50-70%. Nach *Szekely* reichen 25 Prozent biogener, 50 Prozent bioaktiver und 10 bis 25 Prozent biostatischer Nahrung aus, um den Gesundheitszustand zu erhalten. Reine Rohkost hat sich aber bestens bewährt als zeitweise Diät, um Krankheiten auszukurieren (Bircher-Benner, Wigmor, Kulvinskas).

Keine Angst vor Rohkost fürs Baby

In den Ernährungsvorschlägen am Ende des Buches (Rezeptteil) wird man fast ausschließlich Rohkost finden. Wenn in diesem Buch von Rohkost gesprochen wird, ist dies ausschließlich auf rein vegetarische Nahrung bezogen. Rohe

Nahrung wird leider automatisch mit grober, harter und schwer verdaulicher Kost assoziiert, mit Bergen von Salat, Obst und geraspeltem Gemüse. Es gibt sogar Mütter, die Angst davor haben, dass rohe Nahrung Träger von Bakterien sind, die dem Kind schaden könnten. Diese Vorurteile sitzen tief und man kann es keiner Mutter verübeln, wenn sie sich auf die vermeintlich sichere Seite der Kochnahrung schlägt, machen es doch praktisch alle so. Die Regale für Baby- und Kleinkindnahrung im Supermarkt sind brechend voll mit konservierter Nahrung in Gläschen und Packungen, im Umfeld der Mutter wird überall gekocht, püriert und eingefroren. Und schließlich muss man mit massiver Kritik im Bekanntenkreis rechnen wenn man beginnt, rohe Nahrung für das Baby zuzubereiten.

Die besondere Zubereitungsform für Kleinkinder (Mixer) bedingt aber eine weiche, cremige Substanz und milden Geschmack, warm und komponiert aus wertvollsten Zutaten. Der Verträglichkeitsgrad ist hoch und ihr gesundheitlicher Wert unschätzbar. Die Angst einiger Eltern vor den anscheinend so gefährlichen Bakterien auf Rohkost beruht auf falschen und alten Vorurteilen. Ohne Bakterien ist aber kein Leben möglich, schon gar nicht in unserem Verdauungsapparat. Unsere Zeit zeichnet sich unter anderem auch durch eine übertriebene Hygiene aus. Kinder möglichst von allen Bakterien fern zu halten schafft ihre eigenen Krankheitsbilder (Allergien). Andererseits bringen Bakterien so etwas Lebensnotwendiges wie Vitamin-B12 hervor.
Es gibt durchaus heute Bevölkerungsgruppen, die ausschließlich von roher Nahrung leben, ohne Nachteile. Das heißt aber nicht, dass gekochte Nahrung überhaupt nicht mehr auf den Tisch kommen sollte. Meist gehört gekochte Nahrung zur Kostform der Eltern und wird nach und nach auch in der Ernährung des Kindes eine Rolle spielen. Doch sollte man zumindest im ersten Lebensjahr, möglichst auch länger, die Babykost ausschließlich aus rohen Zutaten bereiten. In den vorher gehenden Kapiteln wurde dies ausführlich begründet. Mit den Informationen aus diesem Buch sind wir aber bestens gerüstet um bei Streitgesprächen nicht gleich in die Knie zu gehen.

So neu und revolutionär ist das alles aber nicht! Schließlich haben schon unsere eigenen Mütter in den Babybrei rohes Obst (Bananen, Birnen, Äpfel etc) mit eingerührt und Karotten wurden schon immer roh zu Saft verarbeitet. Bei härteren Nahrungsbestandteile wie Blattgemüse wurde aber immer weichgekocht. Gerade das "grüne Gemüse" und Obst hat aber seinen höchsten Nährstoff- und Vitalstoffgehalt in rohem Zustand. Entscheidend ist auch die Auswahl. Eine Minderung des Wertes tritt auch bei hoch gezüchteten Sorten ein. Bei Eisbergsalat aus dem Gewächshaus ist der Vitalstoffgehalt nicht viel größer als in einem "Papiertaschentuch"! Je weniger die Pflanzen durch Züchtung und Düngung beeinflusst werden, desto höher ist ihr Wert. Um es gleich zu sagen, die besten und wertvollsten grünen Pflanzen finden sich unter den Wildpflanzen (Brennnessel, Löwenzahn . . .). An dieser Stelle sei bemerkt, dass erst durch die Entwicklung von entsprechenden Küchenmaschinen (Mixer) die Zubereitung von cremig, feinem Mus aus Rohkost in der Küchenpraxis ohne große Umstände ermöglicht wird.

Wir haben als Eltern zumindest in den ersten Monaten und Jahren den entscheidenden Einfluss auf die Ernährung unserer Kinder. Früh genug wird uns dies aus der Hand genommen und teilweise fatale Entwicklungen (Fast Food) nehmen Einzug in die Gewohnheit und die Geschmacksprägung. Durch eine rundum gesunde und aufbauende Ernährung im Kindesalter haben wir nicht nur den Verdauungsapparat des Kindes auf stabile Beine gestellt sondern auch sein Geschmackserleben auf natürlicher Basis sensibilisiert.

Übrigens: Rohkost verbissen und ausschließlich als das alleine selig Machende zu vertreten ist kontraproduktiv! Diskussionen verlaufen meist sehr unglücklich und bauen unüberwindbare Fronten auf. Wenn man die Zusammenhänge kennt, wird man einen Weg finden, auch wenn Kompromisse notwendig werden. Jede verbissene Einseitigkeit lässt uns den Blick für das Ganze verlieren. Auch in der Rohkostszene wird teilweise gekocht! Entscheidend ist der Anteil an der gesamten Nahrungsmenge. Rohköstler sind auch nicht immer Vegetarier, auch Fleisch kann roh verzehrt werden, wobei wir hier an eine Grenze stoßen, betrachtet man die obigen Ausführungen über den Informations- und Energiegehalt von lebendiger Nahrung.

Übergang zur Beikost

In dem Maße, wie die Zahnbildung fortschreitet, vollzieht sich die Umwandlung in der Ernährung von der reinen Muttermilchnahrung zur "Normalkost". Der Säugling durchläuft die einzelnen Stadien der Gebissbildung (individuell verschieden): Im 6. bis 7. Monat erscheinen beim Säugling als erste Zähne des Milchgebisses, die beiden unteren, mittleren Schneidezähne. Im 8. bis 9. Monat die oberen Schneidezähne. Im 10. bis 12. Monat kommen die weiteren unteren Schneidezähne durch, so dass zu diesem Zeitpunkt alle 8 Schneidezähne vorhanden sind. Im 12. bis 15. Monat wird auf beiden Seiten – oben und unten – der erste Backenzahn des Milchgebisses sichtbar, im 15. bis 20. Monat der Eckzahn und im 20. bis 24. Monat der zweite Backenzahn, so das dann das Milchgebiss mit allen 20 Zähnen komplett ist.

Wichtig ist, die Speisen nicht zu komplex zuzubereiten. Wie bei allen Sinnen des Menschen bildet sich die Sensibilität des Geschmackssinnes am besten an einfachen, naturgemäßen Reizen aus. In der rohen Darreichungsform sind Naturaromen noch am besten und unverfälscht enthalten. Frisches Gemüse, grüne Blätter und frische Früchte, Mandeln, Sonnenblumenkerne, Walnüsse, Leinsamen, Sesam, Keimlinge, ein geringer Getreideanteil sind eine hervorragende Nahrung für Kinder in den ersten Jahren. Mit zwei Jahren ist das Gebiss voll ausgebildet. Spätestens jetzt nimmt das Kind die gleiche Nahrung wie die Erwachsenen zu sich. Vorlieben in Nahrungsauswahl und Zubereitung werden meist von den Eltern übernommen (Leibspeise). Es ist natürlich optimal, wenn das Kind im Sinne einer gesunden, vollwertigen Ernährung weiter geführt wird. Noch besser wäre es, wenn sich auch die Erwachsenen besinnen und ihr Ernährungsverhalten überdenken.

Die erste fremde Nahrung

Bevor ein Baby mit fremder Nahrung gefüttert wird, sollte es natürlich so lange wie möglich gestillt werden. Grundsätzlich ist es sinnvoll, wenn Babys ein halbes bis ein Jahr voll gestillt werden und dann zunehmend fremde Nahrung bekommen, anfangs in flüssiger Form oder Brei, parallel wird der Säugling weiter gestillt.

Die Muttermilch ist zwar die optimale Nahrung für alle Babys in den ersten Lebensmonaten, sie enthält jedoch nicht alle Nährstoffe in den Mengen, wie man sie später mit der festen Nahrung zuführt. Dazu gehören die Spurenelemente Eisen, Zink, Mangan und Kupfer. Die Natur hat für diesen relativen Mangel einiger Nährstoffe in der Muttermilch jedoch einen Ausgleich geschaffen. So legt das Baby in den letzten Schwangerschaftsmonaten einen Mineralstoffspeicher in seinem Körper an, von dem es dann während der Stillzeit zehrt. Nach spätestens einem Jahr sind diese Speicher jedoch nach und nach aufgebraucht. Nach ungefähr einem halben Jahr verändert sich der sogenannte "Labmagen" von Babys zunehmend und beginnt dann unter anderem anstelle des Milch verdauenden, labähnlichen Enzyms Gastricisin Magensäure zu bilden. Nach insgesamt einem bis eineinhalb Jahren wird schließlich kaum noch Gastricisin, sondern nur noch Magensäure, Pepsinogen, etwas Lipase und Schleim im Magen produziert. Muttermilch sollte spätestens dann kein Hauptlebensmittel mehr sein. Sie kann zwar verdaut werden, jedoch nicht mehr optimal.

Für den Zeitpunkt des Abstillens kann man keinen allgemeingültigen Zeitpunkt festlegen. Die Mutter sollte sich nicht von anderen beeinflussen lassen. Auch das Immunsystem des Kindes ist erst nach 6-9 Monaten mit Muttermilchnahrung voll ausgebildet. Vielfach teilt einem das Kind mit, dass es nicht mehr gestillt werden möchte. Bevor die Backenzähne nicht da sind, sollten harte Lebensmittel weggelassen werden. Dann erst ist es reif, ohne Muttermilch gesund weiter zu wachsen. Es gibt Kulturen, in denen die Mütter sehr lange stillen. Bis in das frühe 20. Jahrhundert wurden Kinder in China und Japan bis zu einem Alter von 4 bis 6 Jahren neben der Zufuhr "normaler" Kost weiter gestillt. Die Weltgesundheitsorganisation empfiehlt das Stillen immerhin bis zu 2 Jahren, aber auch individuell darüber hinaus. In unserem Kulturkreis und im Zuge einer möglichst früh einsetzenden Unabhängigkeit der Mutter wird heute das Stillen oft viel zu früh eingestellt, mit Sicherheit nicht zum Nutzen des Kindes.

Angelerntes Essverhalten und die Folgen

Mit der ersten fremden Nahrung muss sich die Mutter nicht nur mit der Zusammensetzung und Qualität der Babykost auseinandersetzen. Weitere Erziehungsmaßnahmen sind gefragt, die Kind und Mutter betreffen. In erster Linie geht es darum, wie, wann und in welcher Menge man dem Kind Nahrung anbietet.

Viele Mütter neigen dazu, dem Kind zu viel Nahrung anzubieten und es zu drängen oder zu überreden, möglichst alles aufzuessen. Überfütterte Kinder sind kranke Kinder, auch wenn sie wohlgenährt und gesund erscheinen mögen und so manche Mutter sogar stolz auf ihr strammes Kind ist. Überfütterte Kinder sind krankheitsanfälliger, leiden oft unter Blähungen; die Anfälligkeit für Erkältungskrankheiten aller Art nimmt zu, der Verdauungsapparat ist permanent überlastet und erste Verhaltensauffälligkeiten treten auf, indem das Kind bei jeder Gelegenheit nach etwas Essbarem verlangt, oft ungeduldig und zornig. Oft ist es falsch verstandene Liebe, übertriebene Fürsorge oder Angst, dass das Kind Hunger leiden könnte und auch die Gewohnheit der Eltern selbst zu viel und zu oft zu essen, die zu einer Überfütterung des Kindes führen. Dies drückt sich auch in der Art und Weise aus, in der die Nahrung dem Kind angeboten wird.

Hat das Kind an der Mutterbrust noch die Möglichkeit aus eigenem Antrieb und nach seinem Bedürfnis zu trinken, wird nun mit Löffelchen teilweise rasch und pausenlos gefüttert, das Mündchen wird vollgestopft mit dem süßen Brei oder dem gesunden Gemüse und noch bevor der Bissen geschluckt werden konnte, ist die nächste Portion wieder da, nur damit die Speise nicht kalt werden soll, oder weil der Mutter Zeit und Geduld fehlen, sich dem kindlichen Verlangen anzupassen. Und aufgehört wird auch nicht, ehe der Teller geleert ist, selbst wenn sich das Kind mit Spucken oder gar Erbrechen dagegen wehrt oder dem Essen zu entfliehen sucht. Dann wird mit allen Tricks versucht, das Kind doch noch zum Essen zu überreden. Das "schöne" Spiel: „Ein Löffel für den Papa und ein Löffel für die Mutti....", ist allseits bekannt und hilft das nicht, wird gedroht und gar befohlen oder man flößt dem Kind Angst und ein schlechtes Gewissen ein, dass es nicht groß und stark werden würde, wenn es nicht genug isst. Ganz auf der Strecke bleibt dabei besonders das richtige Kauen und Einspeicheln der Nahrung, was den Verdauungsprozess anregen und einleiten soll. Dem Kind ist ein natürlicher Drang zum Kauen mitgegeben. Zähne und Verdauungsapparat sind in ihrer Entwicklung darauf angewiesen. Kinder nagen natürlicherweise auf allem herum und ein ganzer Apfel wird vom Kind gerne angenommen, wenn auch der Vorgang weniger "geordnet" und sauber abläuft, als wenn der Apfel als Püree von der Mutter verabreicht wird. Irgendwann wird das Kind resignieren, verliert nach und nach den gesunden Instinkt für die ausreichende Essensmenge und beginnt sein Essverhalten an den Forderungen der Eltern auszurichten, wird es doch dann mit Liebe, Lob und Zuneigung belohnt. Wir ahnen, welcher Teufelskreis da in Gang gesetzt wird, der sich bis weit ins Erwachsenenalter hinein fortsetzt. Dass das Ganze aber fatale und nachhaltige Folgen für die Gesundheit hat, ist uns in seinem Ausmaß meist nicht bewusst.

Die Schwächung des Verdauungsapparates, von Magen, Darm, Bauchspeicheldrüse und Leber mag lange Zeit nicht auffallen. Eine ernsthafte Erkrankung bleibt solange aus, solange die Leber ihre Aufgabe, die Entgiftung des Blutes, noch erfüllt. Nach Jahren und Jahrzehnten aber lassen die Kompensationsmaßnahmen des Körpers allmählich nach, erste Krankheitsbilder stellen sich ein und wer macht es sich dann noch klar, wo das alles seinen Anfang genommen hat. Wie schwer es ist, im Erwachsenenalter ein einseitiges oder gar exzessives Ernährungsverhalten zu ändern, damit haben viele von uns schon bittere Erfahrungen gemacht.

Die Mutter hat es in der Hand, bei ihrem Kind die richtigen Voraussetzungen zu schaffen für ein Essverhalten, das dem Kind einen gesunden Start ins Leben ermöglicht, sowohl auf der physischen als auch auf der psychischen Ebene. Ein gesundes und geordnetes Essverhalten des Kindes wird es den Eltern in vieler Hinsicht leichter machen, ist das Kind doch ausgeglichener, zufriedener und in sich glücklicher.

Über das Schreien - Hunger auf Nahrung?

Vielfach wird das Schreien des Kindes von der Mutter falsch interpretiert. Da es die einzige Möglichkeit des Babys ist, auf sich aufmerksam zu machen liegt es an uns, den Grund ausfindig zu machen. Das Kind schreit nicht immer aus Hunger und es ist oft ganz und gar falsch, das Schreien mit Füttern von Nahrung abstellen zu wollen. Natürlich soll man das Kind auch nicht einfach schreiend sich selbst überlassen. Aber das Kind lernt schnell. Wenn auf jedes Schreien sofort Nahrung folgt wird sich das Kind an dieses Reaktionsmuster gewöhnen, ebenso, wenn es sofort aufgenommen und zur Ablenkung und Beruhigung herum getragen wird. Es braucht seine Zeit, bis die Eltern wissen, angemessen damit umzugehen. Mit zunehmendem Alter des Kindes wird das Schreien immer differenzierter und zielgerichteter und für die Eltern leicht zu interpretieren. Oft ist es auch nur ein Ausprobieren der Stimme, ein sich selbst Entdecken. Das Schreien geht dann nach und nach in ein "Gebabbele" über und das Kind wirkt entspannt und fröhlich.

Zur Orientierung werden in der Folge die wichtigsten Gründe aufgelistet, die ein Kind zum Schreien veranlassen könnten und hilfreiche Tipps gegeben, mit der Situation angemessen umzugehen.

Schwitzen:
mit dem Finger am Halsausschnitt feststellen, ob sich die Haut feucht anfühlt. Zimmer lüften, ein dünneres oder leichteres Jäckchen anziehen.

Frieren:
bläuliche Händchen, kalte Füßchen. Wärmflasche (handwarm) unter die Füßchen legen. Händchen in den Händen des Erwachsenen wärmen, Handschuhe und eventuell dickeres Jäckchen anziehen.

Wundliegen:
frisch wickeln und eine Heilsalbe auftragen.

Blähungen
Anfangskoliken, ein häufiger „Schreigrund“! Es zieht die Beinchen ruckartig an und versucht, sich zusammenzukrümmen. Sofort hochheben und, senkrecht halten. Mit einem warmen Bäuchleinöl den Bauch des Babys massieren.

Krankheit:
schrille Schreie, besonders nachts bei Ohrenschmerzen, Fieber, evtl. auch bei Durchfall, Husten, Schnupfen. Behandlung der Symptome nach Anweisungen des Arztes.

Müdigkeit:
Viele Babys und Kleinkinder weinen, wenn sie müde sind. Gerade Kleinkinder werden "quengelig" vor Müdigkeit, obwohl sie nicht ins Bett wollen. Vielleicht kann das Baby nicht einschlafen, weil es zu hell oder zu laut ist, oder weil es nicht in die ihm gemäße Schlafposition gebracht wurde.

Schreien nachts:
Falsche Schlafposition, Hunger während der ersten Wochen, Gewöhnung an nächtliches Füttern. Während der ersten Wochen stillen, nach 6 bis 8 Wochen nur noch Tee geben, die Menge langsam reduzieren. Später, auch wenn es intensiv schreit, aus dem Bett nehmen und eventuell wickeln, keine Nahrung geben. Oder das Kind im Bett belassen und beruhigend, auf es einsprechen (kein helles Licht machen). Manche Kinder schlafen besser, wenn sie bei der Mutter im Bett liegen, andere in einem eigenen separaten Zimmer.

Die Nährstoffversorgung in der Übergangsnahrung

Eiweiß

Wir haben eine große Angst davor, zu wenig Eiweiß zu uns zu nehmen. Als beste Eiweißquelle werden leider immer noch Fleisch und Milchprodukte proklamiert. Dass wir uns aber damit ein großes gesundheitliches Problem einhandeln, ist den wenigsten bewusst. Wir essen zu viel Eiweiß in erster Linie über Tierprodukte und lösen dadurch eine fatale Kettenteaktion aus Überlastung und Krankheit aus. Eiweiß aus pflanzlicher Quelle gilt leider im Volksbewusstsein immer noch als qualitativ und quantitativ unzureichend für die menschliche Ernährung. Ernährungswissenschaftlich ist dies längst widerlegt. Dem Max-Plank Institut für Ernährungsforschung in Deutschland zu Folge gibt es viele pflanzliche Eiweißquellen, deren Protein im Vergleich zu tierischem Eiweiß gleich oder sogar höherwertig ist. Auch im Pflanzenreich kommen vollständige Proteine vor, solche, die alle acht Aminosäuren enthalten, so in Mandeln, Sesamsamen, Sonnenblumenkernen, Sojabohnen, Kürbiskernen, Buchweizen, Erdnüssen, Kartoffeln, in den meisten Früchten und Gemüsesorten und vor allem in grünen Blättern (um ein vielfaches mehr in Wildkräutern). Bedeutende Mengen an vollständigen Aminiosäuremustern sind auch in der Mikroalge Spirulina (60%), frischem Gerstengrassaft (24%) und Alfalfa Sprossen (20%) zu finden. Früchte liefern etwa den gleichen Prozentsatz an vollständigem Eiweiß wie Muttermilch. Tatsächlich ist es praktisch nicht möglich, nicht genug Eiweiß zu sich zu nehmen, vorausgesetzt, man bekommt genügend naturgemäße, unverarbeitete Nahrungsmittel zu essen (am besten viel Rohkost). Überschüssiges Eiweiß, ob nun tierischen oder pflanzlichen Ursprungs kann nur mühsam ausgeschieden werden. Proteine werden durch Erhitzung biologisch weniger wirksam, die Enzyme werden fast komplett zerstört und viele Vitamine durch Erhitzung reduziert. Im Gegensatz zur heute allgemein üblichen Säuglingsernährung (viel Gekochtes, Fertignahrung aus Gläschen) sollten Fleisch, Fisch, Ei und Milchprodukte nicht vor Vollendung des zweiten Lebensjahres dem Kind gefüttert werden. Die frühzeitige Gewöhnung an diese Nahrungsmittel fördert zwar ein rasches Wachstum, eine gewisse körperliche und auch geistige Frühentwicklung und Robustheit, die aber nichts mit Widerstandsfähigkeit zu tun hat. Der kindliche Körper muss durch verfrühte Fleisch- und Milchgaben seine Hauptkraft für die schnelle Ausbildung der Verdauungsorgane einsetzen. Denn der Darm hat damit so seine Mühe. Damit werden weniger Reserven für die entsprechende seelisch-geistige Entfaltung freigesetzt, auch für die Immunabwehr. So gibt zum

Beispiel frisch gepresster Getreidegrassaft 95 % Energie und 5% Verdauungsverlust. Rohe Früchte und Gemüse geben 90% Energie und 10% Verdauungsverlust. Stärkenahrung gibt 70% Energie und 30% Verdauungsverlust. Tierische Proteine geben 30% Energie und 70% Verdauungsverlust.

Beim Verzehr von natürlicher Pflanzennahrung entsteht kein Eiweißproblem, denn es sind nur geringe Eiweißmengen nötig, die reichlich in allen Gemüse, Mandeln, Nüssen und Obst vorhanden sind. Die Muttermilch enthält auch nur 1 bis 2 Prozent Eiweiß und damit verdoppelt ein Säugling innerhalb seines ersten halben Jahr sogar sein Geburtsgewicht.

Kohlenhydrate

Von allen Nahrungsmitteln, die der Mensch isst, müssen jene, die Stärke enthalten, am meisten gekaut werden. Es ist notwendig, dass sie gut und vollständig mit dem Speichel, der das Enzym Ptyalin enthält, vermischt werden. Babys schlucken alles einfach nur hinunter. Es erfolgt fast kein Einspeicheln der Nahrung. Voreingeweichte Stärke, Mus oder Getreideschleim kann das Einspeicheln nicht ersetzen. Man kann feststellen, dass die Natur jeglicher Milch keine Stärke beigefügt hat. Das Kohlenhydrat der Milch besteht aus Zucker, der ohne die Einwirkung des Speichelenzyms Ptyalin aufgenommen und verwertet werden kann. Die Praktiken der Mütter vor vielen Jahren, fremde Nahrung des Babys vorzukauen ist auf diesem Hintergrund zu verstehen und durchaus sinnvoll. Nach der reinen Muttermilchernährung sollten Kohlenhydrate in Form von natürlichen Zuckern in Früchten und Gemüse gegeben werden. In dieser Phase ist es also nicht angebracht, Getreidenahrung zu füttern (z.B. Griesbrei).

Fette

Samen und Nüsse sind besonders reich an Magnesium, Calzium und Folsäure, pflanzlichem Eiweiß, Vitamin B1, B2, Niacin, B6, Vitamin E, sowie einfach und mehrfach ungesättigte Fettsäuren. Diese Fettsäuren sind förderlich für die Gehirnentwicklung des Kindes und eine der seltenen pflanzlichen Quellen von DHA (Omega 3-Fettsäuren), eine für das Gehirn besonders wichtige Fettsäure. Mandeln, Sonnenblumenkerne, Leinsamen sowie Walnüsse sind hervorragende Quellen für fettlösliche Vitamine und bieten eine ausgewogene Fettsäurequelle an. Natürlich verzehren die Kinder diese Nahrung nicht im Ganzen und unzerkleinert. Bedeutende DHA Quellen bieten auch grüne Blattgemüse an, sowie die Mikroalgen Spirulina, Getreidegrassäfte und Wildkräuter.

„Es ist unsere Arztpflicht, so Dr. med. Bircher-Benner, ohne vor den Widerständen zurückzuschrecken, mit aller Kraft Aufklärung zu verbreiten und die Wandlung anzubahnen. Am unheilvollsten wirkt die Mißernährung im Wachstumsalter, am notwendigsten ist hier die Wandlung." (Bircher-Benner)

Der Wert des Chlorophylls

Grünes Blattgemüse spielt in der Übergangsnahrung eine zentrale Rolle. Chlorophyllhaltiges (Blatt-) Gemüse ist in der Kleinkindernährung eine sichere Quelle für Mineralien und Spurenelemente, Eiweiß und eine Vielzahl an Vitaminen. Für Babys sind diese Grünpflanzen in Form von frisch gepressten Säften oder feinem Püree gut zu verabreichen. Später wird das Kind diese grünen Pflanzen in Zubereitungsformen wie die Erwachsenen essen können. Die in Wildpflanzen und dunkelgrünen Blattsalaten und Kräutern enthaltenden ätherischen Öle und Mineralsalze sind wichtige Komponenten unserer Ernährung, denn durch die Öle werden Nerven und Organe gestärkt, die Blutwerte reguliert und der Körper "verschlackt" nicht. Chlorophyll und die in Wildpflanzen enthaltenden Enzyme bringen Zellen und Organe ins Gleichgewicht. Kinder mögen auch Spirulina sehr gerne. Diese können schon gegen Ende des 1. Lebensjahres in Pulverform der Nahrung beigemischt werden. Chlorophyllhaltiges Gemüse- und Blätter wirken auf den Säure-Basenhaushalt ausgleichend. Alle grünen Pflanzen können bedenkenlos mit Früchten kombiniert werden. Diese Kombination ist nicht nur nahrungstechnisch vorteilhaft, sondern auch geschmacklich. Durch das Blattgrün kann der Zucker der Früchte in Energie umgewandelt werden, und es erfolgt keine überfallartige Ausschüttung des Zuckers ins Blut, mit der Folge, dass der Blutzucker in die Höhe schnellt, um dann zu Fett und Säure aufgespalten zu werden. Durch die Mineralsalze wird das Zellwachstum angeregt. Blattgrün beschwingt uns, wirkt aber auch harmonisierend und fördert unsere innere Gelassenheit. Fleisch und Milchprodukte, schwere fette Speisen, zerkochtes Gemüse und gesüßtes Obst belasten Verdauung und Kreislauf schwer, was sich auch sofort in einer "psychischen" Schwere zeigt (Müdigkeit).

Löwenzahn, Spitzwegerich, Giersch, Getreidegras, Grüne Sprossen (Alfa Alfa), Mikroalgen, Endivie, Rapunzel und weitere dunkelgrüne Blätter, sind besonders chlorophyllhaltig und stärken das Immunsystem. Die Anfälligkeit auf Erkältungskrankheiten schwindet, Kinderkrankheiten werden problemlos überstanden. Von den essentiellen Schlüsselstoffen nimmt das Chlorophyll in Blättern eine Sonderstellung ein, sowohl als Nahrung wie als Heilmittel.

Der hohe Gehalt an Eisen und Magnesium im Blattgrün ist blutbildend und blutreinigend, Magnesium ist für die Muskelfunktion wichtig. Außerdem enthält Blattgrün auch Chrom, welches für die Funktion des Blutzuckerspiegels wichtig ist und bedeutende Mengen Calcium, Selen, Kupfer, Jod, Schwefel, Kalium, Mangan, Zink, Natrium, Kobalt, Phosphor, Vitamin C, Folsäure, Vitamin B1, B2, B6, Niacin, Pantotensäure und Vitamin B12, Vitamin E, Beta Carotin und vieles andere mehr. Die Struktur des Chlorophylls ist ausgesprochen empfindlich und speziell Hitzeprozesse reduzieren schnell seinen Wert. Seine Fähigkeit als Sauerstoffträger muss in der Nahrung bestmöglichst erhalten bleiben, um den beständigen Kampf der "guten" gegen die "schlechten" Bakterien im Körper zu unterstützen. Die nur in Anerobiose (Sauerstoffarmut) gedeihende Krebszelle zum Beispiel wird von dem Chlorophyll im Blattgrün als Sauerstoffträger ebenso angegriffen wie alle anaerob lebenden, pathogenen Bakterien.

Der Nobelpreisträger Dr. Hans Fischer fand heraus, dass die Chemie des Chlorophylls fast identisch ist mit dem Blutfarbstoff, dem Hämoglobin. Ein mit frischem grünem Gemüse ernährtes Kind bleibt von Infektionskrankheiten weitgehend verschont, bekommt einen vorzüglichen Knochenbau und schmerzlose Zahnungen.

Wildpflanzen: alles drin!

Immer wieder ist vom besonderen Wert wild wachsender Pflanzen die Rede. Es ist heute nicht mehr üblich auf die Wiese zugehen, um seinen Salat mit Löwenzahn und Co. anzureichern. Und so manchem Passanten muss man erklären, was man da eigentlich tut. Beim Sammeln in freier Natur gilt es natürlich einige Vorsichtsmaßnahmen in Sachen Hygiene zu beachten.

Wenn auch pflanzenkundliche Kenntnisse für das Sammeln und Verwerten von wildwachsenden Pflanzen sehr wünschenswert wären, gibt es doch eine Reihe von Pflanzen, die jeder kennt wie Brennnessel, Löwenzahn und Gänseblümchen. Auf dem Buchmarkt gibt es außerdem eine Fülle von Schriften, die das Sammeln von Wildpflanzen erleichtern. Lebt man in einer Situation (Innenstadt), ist das Sammeln praktisch ausgeschlossen. Man kann alternativ zu Getreidegräsern (Weizen und Gerstengras) auch als Pulver, Frischpflanzensäfte, gekeimte Sprossen (Alfalfa) selbstgezogen oder auf Algenprodukte (Spirulina) im Handel zurückgreifen. Diese Produkte enthalten vergleichweise viel Nähr- und Vitalstoffe. Hat man den Wert von Wildkräutern aber einmal erfasst, findet sich im kleinen Garten hinterm Haus und in einer nahegelegenen Grünzone immer ein Plätzchen, wo Brennnesseln oder Löwenzahn gedeiht. Die Frischpflanzensäfte aus verschiedenen Wildkräutern (Brennnessel) kann man im Fachhandel beziehen, die aber haltbar gemacht sind und niemals den vollen Vitalstoffgehalt einer frischen Pflanze enthalten.

Alle Wildkräuter werden in der Regel fein geschnitten oder gehackt entweder zu Salaten gegessen oder in grünen Smoothies verarbeitetet. Auf jeden Fall aber roh! In der Babykost mischen sie sich feinst gemixt unter Gemüse- und Obstbreie.

Die **Brennnessel** ist ein zu Unrecht unbeliebtes Kraut. Sie wirkt blutreinigend bei Hautkrankheiten, stimuliert die Verdauungsdrüsen (in Magen, Darm, Bauchspeicheldrüse, Leber, Galle) und hat zudem eine Milch bildende, Blutzucker senkende, entgiftende und Stoffwechsel anregende Wirkung. Blätter und Samen enthalten viel Vitamin C, Vitamin B1, Beta-Karotin, Kieselerde, Eisen, Phosphor, Calcium, Kalium, Natrium, Magnesium, Schwefel, Chlor, ungesättigte Fettsäuren und vor allem Chlorophyll. Von der Brennnessel sammelt man die Blätter und die Samenstände. Keine Angst: Beherzt mit Daumen und Zeigefinger zugreifen und mit festem Druck zusammenrollen, dann können einem die Nesselhaare nicht viel anhaben. Dieses von den weisen Frauen des Mittelalters als „heilige Pflanze" verehrte Gewächs wächst fast an jeder Ecke. Sammeln von März bis November. Beim Zerhacken verlieren die Nesselhaare ihre Reizwirkung, so dass beim Verzehr im Mund nicht mit entsprechenden Reaktionen zu rechnen ist.

Vom **Löwenzahn** gibt es 1200 Unterarten, alle schmecken gut und sind äußerst wertvoll. Vergleicht man die Inhaltsstoffe des Löwenzahn mit denen anderer Pflanzen, so enthält er mehr Beta-Karotin als Möhren, Vitamin B1, B2 und K. Weitere Hauptwirkstoffe sind: Bitterstoffe, Gerbstoffe, Stärke, Zucker, Schleim, Saponin, Cholin, Vitamin C, B6, und D, ungesättigte Fettsäuren, Kieselerde, Magnesium, Calcium, Kalium, Eisen, Zink, Kupfer, Phosphor, Natrium, Schwefel. Der Löwenzahn ist eine weit verbreitete und wunderbare Wildpflanze, die, wie alle Wildpflanzen blutreinigend wirkt, die Ausscheidungen fördert indem er Wasser treibend wirkt, die Leber aktiviert und unseren Körper dadurch kräftigt. Sammeln kann man die Blätter das ganze Jahr über. Am zartesten und mildesten sind die ganz jungen Blätter.

Sauberkeit beim Sammeln von Wildpflanzen ist oberstes Gebot. Dazu gehört nicht nur ein großer Abstand von der nächsten größeren Strasse (Abgase, Abrieb...), sondern auch die Gewissheit, dass die Kräuter nicht mit Jauche, Kunstdünger, giftigen Schädlingsbekämpfungsmitteln oder Tierkot in Berührung gekommen sind. Im eigenen Garten kann man problemlos ein Stück "Rasenfäche" als Wildwiese halten. Möglichst große Sauberkeit ist schon deswegen erforderlich, weil manches Sammelgut nicht gewaschen werden sollte, um gerade die Vitamin-12 Träger an der Blattoberfläche, bestimmte Microorganismen, nicht zu beseitigen.

Weitere nahrhafte und wohlschmeckende Wildpflanzen für Kinder und Erwachsene sind Bärlauch, Gänseblümchen, Giersch, Vogelmiere, Taubnesseln,

Spitzwegerich und viele mehr. Sehr zu empfehlen ist das Herstellen von Pesto aus grünem Blattgemüse (Bärlauch, Petersilie...).

Nach Untersuchungen von *Prof. Mommsen* und *Dr. habil. Rusch* besitzen die Wildpflanzen ein auffallend hohes Kräftepotential an Lebensenergie, die sich nicht nur ihrem sehr hohen Nähr- und Vitalstoffgehalt ausdrückt. Ihre Regenerationskräfte sind in manchen Fällen so groß, dass im Tierversuch bisher für irreparabel gehaltene Chromosomenschäden behoben und damit Unfruchtbarkeit und Neigung zu Fehlgeburten beseitigt werden konnten. Die durch vielfältige Züchtungen veränderten Kulturpflanzen besitzen diese Eigenschaft nicht mehr. Das Argument vieler Mischköstler, dass sie schließlich genug Salate und Gemüse essen, scheitert an dem geminderten Nähr- und Vitalstoffgehalt. Durch die Verwendung von zahlreichen Wildgemüsepflanzen als Zusatzkost können wir unsere Gesundheit festigen oder wiedergewinnen und die Widerstandskraft unseres Körpers gegen Krankheiten erhöhen, im Kindes- wie im Erwachsenenalter. Wenn wir unseren Kinder von klein an diese "Supernahrung" anbieten, werde sie sich nicht nur geschmacklich darauf einstellen, sondern sich auch bester Gesundheit erfreuen.

Kochen, Mikrowelle, Einfrieren

Der Streit um die gesundheitsschädigende Wirkung der Mikrowelle ist alt. Dennoch stehen diese Geräte in vielen Küchen. Wie leicht ist es auch für die Mutter, fertige Nahrung aus Gläschen schnell in der Mikrowelle aufzuwärmen. Wissenschaftler, darunter *Dr. Urs Hertel,* haben eindeutig nachgewiesen, dass Lebensmittel, welche im Mikrowellenherd erhitzt werden, bei Versuchspersonen krankhafte Veränderungen im Blut hervorrufen. Mikrowellen erhitzte Nahrung ist in ihren "Schwingungen" gravierend verändert, womit wir wieder bei der "Software" angekommen wären, die alle Lebensprozesse steuert. Vor allem nehmen die Hämoglobinwerte ab, Leukozyten nehmen drastisch zu und der Organismus zeigt Symptome einer Präkanzerose, einem Vorstadium von Tumorerkrankungen.

Auch vor dem beliebten Einfrieren von Kindernahrung muss gewarnt werde. So praktisch es auch erscheint, immer griffbereite Portionen ohne großen Aufwand zur Verfügung zu haben und von dem zu viel Gekochten Überschüsse aufbewahren zu können, das Ergebnis ist alles andere als zufriedenstellend. Durch das Einfrieren geht die Lebendigkeit der Nahrung verloren, was durch Tests mit dem Verfahren des *Prof. A. Popp* bestätigt werden konnte. Der mehr oder weniger hohe Gehalt an Vitaminen, Mineralstoffen und Ballaststoffen, der noch in gefrorener Nahrung erhalten bleibt, täuscht über die

Wertminderung hinweg. Weder Erhitzen noch Einfrieren scheinen angebracht zu sein.

Die Magie des Brotes

Brot für die Welt! Brot ist der Inbegriff eines gesunden Nahrungsmittels: Natürlich und nahrhaft, rein und leicht verdaulich, voller wertvoller Nährstoffe. Seit Jahrtausenden scheint es Basislebensmittel Nr.1 zu sein, unverzichtbar, eine Art Urnahrung. In der Bibel wird Brot von Jesus auf wunderbare Weise "vermehrt" und verhungernde Kinder aus Afrika strecken ihre Hand nach einem Stücklein Brot aus. Würden wir ihnen eine Stück Brot aus dem Supermarkt um die Ecke anbieten, wäre aber nicht viel gewonnen. Brot ist heute vielfach zu einem Kunstprodukt verkommen, künstlich angereichert mit Geschmacksverstärkern, chemischen Backhilfen und einer langen Reihe apothekenreifer Substanzen, außerdem bei extremer Hitze ausgebacken, was zumindest in den Randschichten zu gesundheitsschädigenden Veränderungen führt. Für all die Zusatzstoffe besteht übrigens keine Deklarationspflicht! Selbst der "kleine" Bäcker um die Ecke verwendet zunehmend fertig angelieferte Mehlmischungen mit Zusatzstoffen durchsetzt. Vielleicht in Naturkostläden finden wir noch Brote , die sich in ihrer Herstellungsweise auf die klassischen Grundlagen eines gesunden Brotes besinnen: Frisch geschrotetes Vollkornmehl (Bio), natürliche Triebmittel, Wasser, Salz und wenige Gewürze, schonend herausgebacken.

Als Brot der Reichen und Mächtigen galt Weißbrot. Schnell verbreitete sich dieses wertlose, nähr- und vitalstoffarme Gebäck im Zuge des allgemeinen Wohlstandes in der Bevölkerung. Diese Brote verdienen es kaum Lebensmittel genannt zu werden. Sie sind in ihrem Gehalt reduziert auf wertlose Stärke, die im Körper zu Zucker verarbeitet wird. Kinder gibt man gerne dunkle Brotrinde zum Kauen. Gerade in der Rinde entwickeln sich während des Backprozesses bei hohen Temperaturen toxische und kanzerogene (krebserregende) Substanzen (Acrylamid). Als informierte Eltern sollten wir immer auf die Qualität dessen achten, was da in das Mäulchen unserer Kleinen wandert.

Satt sein ist zu wenig

Auf unserer Suche nach der Lebendigkeit der Nahrung dürfen wir aber nicht vergessen, dass selbst wertgeminderte Speisen, also auch Gekochtes, Eingefrorenes und in der Mikrowelle Erhitztes durchaus einen gewissen Nährwert besitzt. Dass durch Einfrieren sogar manche Nährstoffe (z.B. Vitamine) besser erhalten bleiben, als durch andere Verfahren der Haltbarmachen, steht außer

Frage. Es ist nicht so, dass wir damit nur Müll produzieren oder gar direkte Giftstoffe. Man kann Hunger damit durchaus erfolgreich bekämpfen und dem Körper auch Nährstoffe zuführen, was Wachstum ermöglicht. Aber Entscheidendes fehlt. Es sind denaturierte Nahrungsmittel ohne voll erhaltenes Energiemuster (Software). Dass das nicht sofort ins Gewicht fällt, ist auf der einen Seite beruhigend. Auf der anderen Seite handeln wir uns aber langfristig Ärger mit unserer Gesundheit ein. Unser Energiehaushalt, unser Ordnungssystem, das alle lebendigen Vorgänge steuert, nimmt auf Dauer Schaden, was sich nach einer gewissen Zeit in Schwächung und Krankheit zeigt. Wissenschaftler setzen den Zeitraum bis die Kompensationsfähigkeit unseres Organismus nachlässt auf 20-30 Jahre ein. Könnte nicht die Flut von teilweise schwersten Krankheiten schon ab dem 40. Lebensjahr Spätfolge einer lebenslangen Mangelernährung sein? Warum nicht rechtzeitig gegensteuern, wenn man Bescheid weiß? Dann ist man auf jeden Fall auf der sicheren Seite. Alle Nahrungsaufnahme auf der Basis einer naturnahen Ernährung unter Beachtung des Erhalts ihrer Lebendigkeit kann nur richtig sein, versorgt sie uns doch mit allem, was die Natur an Nähr- und Vitalstoffen zu bieten hat und darüber hinaus mit einem Netz an lebenssteuernden, aufbauenden und heilenden Energien und Strukturen. Das hat nichts mit Sektierertum zu tun, nichts mit Ideologie oder Esoterik, nichts mit Glauben oder Fanatismus - das ist Fortschritt!
„Die Zeit ist reif, sogar die Erfahrung mit dem Erhitzen und Abtöten der Nahrung zu beenden, und nun die großartige Erfahrung mit dem Leben zu machen. Nicht nur der Gesundheit zuliebe, sondern auch dem menschlichen Geist, der Erde und nicht zuletzt der Liebe zuliebe". Dr. Urs Hochstrasser

Vitamin-B12

Die Vitamin-B12 Frage wird meist zu allererst gestellt, wenn es um Kritik an einer weitgehenden vegetarisch-veganen Lebensweise geht, ist dieses Vitamin doch nachweislich für unsere Gesundheit unerlässlich. Es kommt einerseits garantiert in großen Mengen in Fleisch und Milchprodukten vor. Gegner einer veganen Lebensweise "malen den Teufel an die Wand" in Form von lebensbedrohenden Mangelerscheinungen. Natürlich muss in einer so brisanten Wachstumsphase, wie es die ersten Lebensmonate und Jahre eines Kindes darstellen, die notwendige Zufuhr von Vitamin-B12 gewährleistet sein. Durch die Muttermilch ist das Kind erst mal ausreichend auch mit Vitamin-B12 versorgt. Aber dann?
Vitamin-B12 findet man auch an und in natürlich wachsenden Pflanzen. Es ist nachgewiesen, dass Vitamin B12 ausschließlich von Mikroorganismen gebildet

wird und bei intakten Bodenverhältnissen an den Pflanzen haftet. Mit frischem Gras gefütterte Kühe produzieren zusätzlich mittels bestimmter Bakterien in ihrem Verdauungstrakt eine Menge Vitamn-B12, das sich dann im Fleisch und der Milch wiederfindet. Veränderung der Bodenqualität vermindert aber die Vitamin-B12 Zufuhr durch die Nahrung.

Muss man also Fleisch essen und Kuhmilch trinken? Keine Frage, dadurch wird der Vitamin-B12 Speicher im Körper permanent aufgefüllt. Dennoch ist selbst bei Veganern keinerlei Vitamin-B12 Mangel nachzuweisen (*Victor Herbert*), wenn sie sich vollwertig ernähren. Gerade Menschen, die sich ausschließlich von pflanzlicher Kost ernähren, achten verstärkt auf Herkunft und Aufzucht ihrer Nahrungsmittel, was auch ein natürliches Wachstum mit einschließt. Untersuchungen in Indien, wo ein Großteil der Bevölkerung traditionell ausschließlich von pflanzlicher Kost lebt, ergaben keinerlei Vitamin-B12 Mangel. Es erstaunt, aber dieser Umstand ist auch der mangelnden Hygiene zuzuschreiben. Diese Menschen kommen noch genügend mit Mikroorganismen in Kontakt, die Vitamin-B12 Produzenten sind. Damit sei jetzt aber nicht gesagt, dass man den Salat oder das Gemüse in keiner Weise reinigen soll. Grobe Schmutzpartikel müssen natürlich entfernt werden. Langes Einlegen in Wasser und kräftiges, mehrmaliges Waschen und Abschrubben sollte aber unterbleiben. Auch durch das Schälen von Gemüse und Obst entfernt man nicht nur die oft vitaminreichste Schicht, sondern eben auch die Mikroorganismen.

Mehr als 95 Prozent der Fälle von Vitamin B12-Mangel sind aber nicht auf eine mangelhafte Zufuhr, sondern auf eine unzulängliche Absorbtion im Verdauungstrakt zurück zu führen. Auch beim Menschen kann ein gesunder, voll ausgebildeter Darm Vitamin-B12 selbst herstellen, sofern er die notwendigen Bausteine dazu absorbieren kann. Aber wer hat heute schon noch einen ganz gesunden Darm? Wenn wir schon am Anbeginn unseres Lebens dafür Sorge tragen, durch eine gesunde Ernährung die volle Leistungsfähigkeit unseres Verdauungssystems zu erreichen, schaffen wir eine optimale Basis für das ganze Leben. Eine enzymreiche Rohkost hat auf die Darmflora einen ausgesprochen regenerierenden Einfluss, während Fleischkost und alles Gekochte ungünstig wirkt und in relativ kurzer Zeit den Darm schwächt. Nach klinischen Untersuchungen ist die Darmflora das Resultat der Kostform, die in den letzten drei Monaten verzehrt wurde. In der Regel haben gestillte Babys eine gesunde Darmfora, und die werden sie mit der hier beschriebenen Ernährung auch behalten.

Kuhmilch als Muttermilchersatz beeinträchtigt die Darmflora der Kleinsten nachhaltig, was wiederum eine schlechte Aufnahme von Vitamin-B12 zur Folge hat. Durch Amalgam verseuchte Münder, Antibiotika, die Pille und vieles mehr kann der Darm geschädigt sein. Zu bedenken ist auch die Verschmutzung unserer Umwelt, durch Autoabgase, Emissionen von Kraftwerken, Mikrowellen und Mobilfunk etc. Die häufigste und grundlegendste Ursache eines Mangels an Vitamin-B12 sind gesundheitliche Störungen, die verhindern, dass das Vitamin überhaupt aufgenommen und verwertet wird, eine gastrointestinale Unordnung ist entstanden. Die heute industrielle Nahrungsproduktion am Fließband mit den daraus minderwertigen Nahrungsmitteln könnte ein Warnschuss der Natur an uns Menschen darstellen, uns endlich wieder zurück zu besinnen. *Erich Heiß* schrieb schon vor dreißig Jahren in seinem Buch "Wildgemüse und Wildfrüchte": „ *Da die Böden allgemein ausgelaugt, mineralienarm und in ihrer Bakterienflora verändert sind, kann Gesundheit eigentlich nur da erreicht werden, wo der Mensch die Eigeninitiative ergreift und sich Nahrungsmittel erschafft, die unsere Gewebe zu ihrer Erhaltung benötigt. Die unverdorbene Natur allein ist im Stande, noch dort uns etwas zu geben, wo Menschenhand nicht hingekommen ist.*"

Unser Körper verfügt über die Fähigkeit, Vitamin B12 etwa 5-10 Jahre lang zu speichern. Es müssen schon extreme Umstände eintreten, damit ein Vitmin-B12 Mangel sich gesundheitsschädigend auswirkt.

Eisen

Der hohe Vitamin C-Gehalt Natur belassener, pflanzlicher Lebensmittel fördert die Eisenaufnahme. Besonders viel Eisen ist in folgenden Lebensmitteln enthalten: Mandeln, Aprikosen, Datteln, Weinbeeren, Fenchel, Rote Bete, Möhren, Linsen, Kichererbsen, Vollkorn-Getreide, Hirse, Samen, Brennnessel, Gemüse und alle grünen Blattpflanzen. Eisen tierischer Herkunft ist zwar leichter verwertbar, aber mit den gravierenden Nachteilen einer Ernährung mit tierischem Eiweiß erkauft. Angebliche Eisenpräparate, die man als Nahrungsergänzung einnimmt, sind eher kontraproduktiv.

Calcium und Magnesium

Milch ist keine unverzichtbare Quelle von Calcium. Um Calcium absorbieren zu können, braucht der Körper bestimmte Mengen Magnesium. Milch und Milchprodukte enthalten viel Calcium aber unbedeutend kleine Mengen Magnesium. Der Körper hat damit ein massives Entsorgungsproblem. Die anfallende Calciummenge ist viel zu hoch. Er lagert das überschüssige Calcium im Körper ab (Nierensteine, Verkalkung der Blutgefäße...). Weiter wird die Calciumaufnahme durch tierisches Protein behindert. Je mehr Aminosäuren aus Tierprodukten in menschliches Eiweiß umgewandelt werden müssen, desto schlechter die Calciumaufnahme und der Zustand der Zähne und Knochen. Für eine ausreichende Versorgung mit Calcium reichen pflanzliche Mineralstoffquellen vollständig aus.

Calciumgehalt in mg bezogen auf 100g (Tagesbedarf 1000mg): Muttermilch 31, Himbeeren 31, Brombeeren 31, Möhren 38, Orangen 42, Mandarinen 37, Kiwis 40, Spirulinapulver 40, Roggenkörner 45, Feige 45, Rosinen 53, Gerstengrassaft 57, Getrocknete Datteln 61, getrocknete Walnüsse 70, Sonnenblumenkerne 100, Löwenzahnblätter 173, Paranuss 130 Kichererbsen 140, Blattspinat 144, Brennnessel 200, Feigen 244, Getreidegrassaft 560, Haselnuss 225, Mandelkerne 266, Sesamsamen 975 (schwarzer Sesam hat die dreifache Menge Calcium), Alfalfa getrocknet als Pulver 862,

Magnesiumgehalt in mg bezogen auf 100g (Tagesbedarf:300mg): Muttermilch 3, Gerstengras 13, Bananen 36, Spirulinapulver 48, Datteln 51, Spinat 79, Hafer 139, Alfalfa getrocknet als Pulver 155, Walnüsse 160, Vollkorn Hirse 170, Mandel Mus 185, Weizenkeime 239, Cashewnuss 260, Haselnuss 285, Sesam 347, Sonnenblumenkerne 395.

Vitamin-D

Solange gestillt wird ist die Versorgung des Kindes mit Vitamin-D sichergestellt. Vitamin-D wird sowohl in der Haut nach Bestrahlung mit UV-Licht (Sonne) gebildet, kann aber auch direkt in der Nahrung vorhanden sein (Muttermilch). Das Vitamin-D nimmt innerhalb der Vitamine eine Sonderstellung ein. Ein gesunder Organismus kann genug Vitamin-D über die Haut durch Sonneneinstrahlung synthetisieren. Vitamin-D ist streng genommen kein Vitamin, da seine Wirkung von anderen Faktoren unmittelbar abhängig ist. Die Vitamin-D Versorgung muss im Zusammenhang mit der Calcium-Zufuhr gesehen werden. Calcium transportiert Vitamin-D zu den Zellen. Ohne Calcium ist Vitamin-D unwirksam. Für einen Mangel an Vitamin-D kann auch ein Ungleichgewicht von Phosphor und Calcium in der Nahrung verantwortlich gemacht werden. Wenn Kinder vollwertig ernährt werden und genügend Lichteinwirkung ausgesetzt sind, werden keine Probleme entstehen. *„Rachitis" ist eine Stoffwechselstörung, die durch Lichtmangel und Mangel an vollwertiger Nahrung entsteht. Die in der Haut befindliche Vorstufe des Vitamin-D kann dann nicht in das eigentliche Vitamin-D umgewandelt werden. Daraus resultiert wiederum eine nicht ausreichende Auswertung der in der Nahrung befindlichen Mineralstoffe, besonders des Kalks (Calciums)" (Dr. med. M. O. Bruker).*

Eine von Kinderärzten vorgeschlagene, zusätzliche Versorgung mit Vitamin-D über Medikamente ist nicht notwendig. Die früher übliche Verabreichung von Vitamin-D "Stößen" zur Rachitisprophylaxe bei Säuglingen mit sehr hohen

Einzeldosen wurde inzwischen aufgegeben, da sich zu viele unerwünschte Nebenwirkungen zeigten. Ähnlich wie beim Vitamin-A kann es bei einer zu hohen Aufnahme von Vitamin-D über Präparate zu Vergiftungserscheinungen kommen.

Durch die heutige Lebensweise wird Vitamin-D aber wieder zu einem essentiellen (Zufuhr notwendig) Nährstoff. Eine weitverbreitete Mangelernährung einerseits und Arbeits- und Lebensverhältnisse, die den Menschen zu wenig mit Sonnenlicht in Berührung bringen, können zu Vitamin-D Mangel führen. Auch in den Wintermonaten und in sonnenarmer Jahreszeit kann es allerdings vorkommen, dass Sublimente für eine ausreichende Vitamin-D Versorgung sinnvoll sein können. In Großbritannien wird Vitamin-D grundsätzlich Margarine zugesetzt, um eine flächendeckende Versorgung zu gewährleisten.

Laut *Prof. Dr. Leitzmann* wird bei ausreichender Sonneneinstrahlung (20 Minuten täglich) der Vitamin-D Bedarf über die Eigensynthese der Haut besser gedeckt als durch Lebensmittel. Dennoch sollte man gerade beim Kleinkind darauf achten, dass auch über die Nahrung die Voraussetzungen geschaffen werden, dass Vitamin-D verarbeitet werden kann.
In der Brennnessel ist das antirachitische Prinzip von Vitamin-D, sowie auch das notwendige Calcium-Phosphor-Gleichgewicht am ausgewogensten enthalten von allen bekannten Pflanzen. Grüne Blätter und vor allem Brennnessel sollten in der Kinderernährung deshalb niemals fehlen. Auch Rohmilchbutter (enthält praktisch kein tierisches Eiweiß) und Pilze sind eine zuverlässige Quelle. Vitamin-D wird aber auch im Organismus 4-6 Monate gespeichert.

Zucker: Nahrungsgift Nr.1

Der Geschmackssinn des Kindes sensibilisiert sich an dem, was wir ihm anbieten. Wir sollten uns auf keinen Fall nach unserem eigenen Geschmacksempfinden richten. Nicht nur Zucker wird gerne überdosiert, auch Salz und Gewürze. Der natürliche Geschmack und die Süße von Gemüses-, Obst, Nüsse und gekeimtem Getreide ist für die zarten Geschmacksknospen des Kindes völlig ausreichend. Salz belastet die empfindlichen Nieren und kann Babys sogar schädigen. Das Gleiche gilt für scharfe Gewürze.

Der Grundnährstoff jeder Zelle ist Zucker. Den natürlichen Zucker wie er in unveränderten Lebensmitteln, z. B. Früchten, Gemüse, Getreide, enthalten ist, braucht der Mensch für die Energiegewinnung jeder Zelle. Diese natürlichen Zuckerarten werden immer begleitet von Wirkstoffen (Vitamine, Enzyme...), die der Körper zu ihrer Verwertung braucht.

Isolierter Zucker in jeglicher Form ist säurebildend und enthält keinerlei Vitalstoffe, Enzyme, Mineralien, Spurenelemente, die eine Verarbeitung des Zuckers im Stoffwechsel ermöglichen. Um die Säuren zu neutralisieren, benötigt der Körper basische Mineralien und Vitamine, die er dann den Zähnen und Knochen entziehen muss. Isolierte Zucker (Sacharin, Rohrzucker, Kristallzucker...) sind mit das Schädlichste, was wir unserem Stoffwechsel zumuten können. Isolierter Zucker ist ein Vitamin-B Räuber. Ohne den Vitamin B-Komplex ist z.B. kein Abbau von Zucker möglich und ohne Vitamin B1 kann kein Stoffwechsel funktionieren.

Isolierter Zucker verbraucht auch andere Vitalstoffe und Mineralien, wie Magnesium und Calcium, was schwerwiegende Folgen haben kann für Zähne und Knochensubstanz. Vor allem der wachsende Kinderkörper ist auf Calcium angewiesen. Alles, was die Calciumverwertung behindert, muss gemieden werden.

Der isolierte Zucker wird im Darm sehr schnell abgebaut und "überfallartig" in hoher Quantität in das Blut geschleust. Der Blutzuckerspiegel steigt rasant an. Die Insulinproduktion in der Bauchspeicheldrüse wird permanent zu Höchstleitung getrieben, was auf Dauer nicht gut gehen kann. Diabetes vom Typ I, eine unheilbare Krankheit, steht mit falschen Ernährungspraktiken im Kindesalter in direktem Zusammenhang (*Campbell, China Study*).

Eine Beobachtung von *Dr. med. B. Sander* soll hier noch angefügt werden, der in seinem Buch *„ Vollwerternährung schützt vor Kinderlähmung und anderen Viruserkrankungen*“ auf die Beziehung zwischen Zuckergenuss und Kinderlähmung hinwies (siehe: Impfungen bei Kindern).

Die Wissenschaftler *Cleave und Campbell* (China Study) stellten die *„Regel der 20 Jahre“* auf, die besagt, dass der Kranke vor dem tatsächlichen Ausbruch einer Zuckerkrankheit etwa 20 Jahre lang falschen Verzehrgewohnheiten mit raffinierten Kohlenhydraten (Industrie- Zucker und Mehl) ausgesetzt war. Ähnlich lange sind auch die Zeiträume bis zur Manifestation vieler anderer Zivilisationskrankheiten.

Die große Angst vor Zahnkaries beim Kind durch "Zuckerzeug und Schleckereien" veranlasst viele Eltern, den Zuckergenuss einzuschränken. Das gelingt meist nur sporadisch, weil von allen Seiten zuckerhaltige Leckereien als Belohnung, als Trostpflaster oder Dank dem Kind angeboten werden. Schnell entwickelt das Kind einen Heißhunger und verlangt massiv danach. Gewöhnt man das Kind von Anfang an an den Geschmack von natürlich süßen Nahrungsmitteln wird es damit zufrieden sein. Was wir meist auch nicht wissen ist, dass Zahnkaries und Kiefermissbildungen die Auswirkungen von Stoffwechselstörungen sind, nicht in erster Linie vom Zucker direkt an der Zahnsubstanz ausgelöst werden. Die Zahnkaries entsteht nicht in erster Linie durch Säureangriffe von außen, sondern als Folge einer Blutazidose von innen. Die Mehraufnahme von tierischem Eiweiß, gehärteten und tierischen Fetten und leeren, raffinierten Kohlenhydraten, wie weißer Zucker, weißes Mehl und deren Erzeugnisse, beschleunigen eine Blutazidose. Das heißt aber jetzt nicht, dass man Zähneputzen vernachlässigen darf. Durch nicht ausgeräumte Zuckersubstanzen, die in Zahnzwischenräumen und Zahnfleischtaschen das Wachstum aggressiver Bakterienstämme fördern, wird die Zahnsubstanz ebenfalls angegriffen.

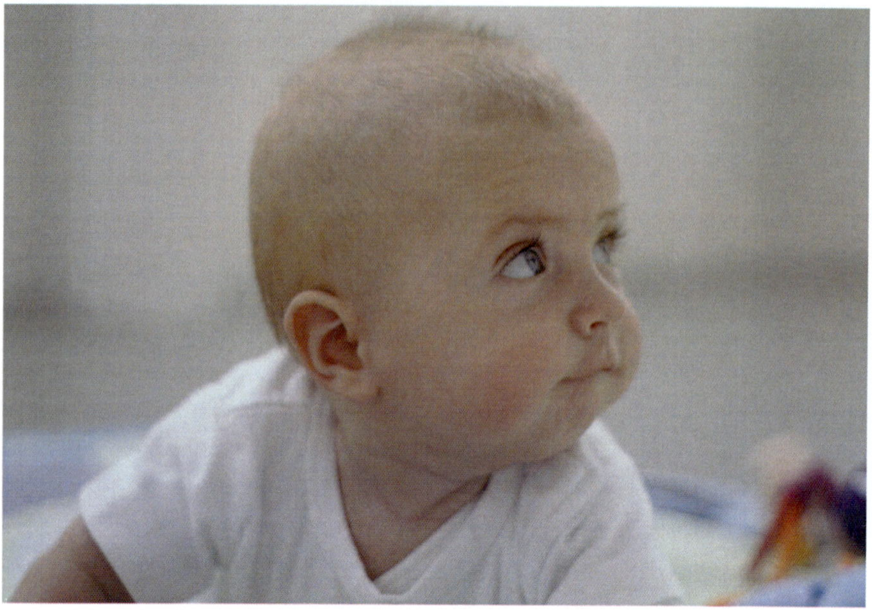

Schutzimpfungen: Die Rolle der Ernährung

„Schutz“ –Impfung: Und wer schützt die Kinder vor der Impfung?

Die Illusion der Sicherheit

Neben der Ernährungsfrage kommt im ersten Lebensjahr eine weitere, folgenreiche Entscheidung auf die Eltern zu: Impfen oder nicht? Und auch hier spielt die Ernährung des Kindes eine entscheidende Rolle, indem sie die Abwehrkräfte des Kindes maßgeblich stärkt. War es vor Jahrzehnten noch üblich, alle Kinder zu impfen, verweigern nach Wegfall der Impflicht heute zunehmend Eltern ihre Zustimmung, zu hoch scheint das Risiko von Impfschäden zu sein. Das Risiko, dass ein Kind durch eine Kinderkrankheit schweren, bleibenden Schaden nimmt, ist aber verschwindend gering. Dasselbe Argument führen auch die Impfbefürworter ins Feld.

In diesem Kapitel soll den Eltern die Entscheidung nicht aus der Hand genommen werden, indem dafür plädiert wird, nicht zu impfen. Alle Argumente sollen einmal zu Wort kommen, auch die, die gegen das Impfen sprechen. Vielfach sind Eltern darüber überhaupt nicht informiert. Auch sollte der

Kinderarzt in eine Entscheidung immer mit einbezogen werden, sofern er sich vorbehaltlos mit dem Thema auseinander gesetzt hat. Er kann eine zusätzliche Beratungshilfe leisten und wird die Kinder dann kompetent medizinisch betreuen, wenn fiebrige Kinderkrankheiten bewusst nicht durch Impfungen verhindert worden sind (Masern, Windpocken etc.).

Wie gesagt, die Ernährungsfrage spielt in diesem Zusammenhang eine entscheidende Rolle. Je besser ein Kind ernährt ist, desto sicherer ist es vor Infektionskrankheiten geschützt, auch ohne Impfung. Durch eine naturgemäße Vollwerternährung mit hohem Rohkostanteil, möglichst frei von tierischem Protein erreicht man eine maximale Stärkung des Immunsystems. Treten die üblichen Kinderkrankheiten dennoch auf, werden sie problemlos ausgestanden und erfüllen in der Entwicklung des Kindes eine wichtige Rolle. Mit jeder durchgemachten Kinderkrankheit ist auch die Immunabwehr für die Zukunft gerüstet.

Angst

Die Angst vor den Schäden durch Kinderkrankheiten ist wesentlich größer, als die Angst vor negativen Auswirkungen der Impfung. Betrachtet man den Sachverhalt aber einmal objektiv, gehen wir mit den Impfungen Risiken ein, die häufig weit schwerer zu berechnen sind als die Auswirkungen der altbekannten Kinderkrankheiten selbst. Mag eine Polioimpfung in einer Zeit grassierender Ansteckungsgefahr noch Sinn machen, heute sind unsere Kinder nicht mehr unmittelbar Risiken ausgesetzt. Doch wie gehen Eltern mit ihrer eigenen Angst um? In erster Linie will man sich später keine Vorwürfe machen müssen, dass man nicht geimpft hat, falls es zu Komplikationen kommt. Vor Schuldgefühlen bei Impfschäden bewahrt uns die allgemeine Empfehlung der Ärzte und die Garantie des Staates, für eventuelle Impfschäden auf zu kommen. Im Ernstfall liegt die Beweispflicht aber bei den Eltern und der Zusammenhang einer Schädigung mit einer meist sehr lange zurückliegenden Impfung ist schwer nachzuweisen.

Aufgabe und Sinn von Kinderkrankheiten

Grundsätzlich muss man auch die Frage aufwerfen, ob einige der typischen Kinderkrankheiten nicht sogar wichtig sind für den heranwachsenden Körper. In der anthroposophischen Medizin gelten die fiebrig verlaufenden Kinderkrankheiten als wichtige Entwicklungsschritte, die in ihrem Verlauf durch einen Arzt relativ leicht zu kontrollieren sind (Masern, Mumps, Windpocken, Keuchhusten). Körper, Seele und Geist erfahren einen Entwicklungsschub.

Der Körper ist in Zukunft immunisiert und geht nicht nur physisch, sondern auch psychisch gestärkt aus der Krankheit hervor. Der Münchner Kinderarzt *Hermann Michael Stellmann* bemerkt dazu: *"Das Fieber bringt das gestörte innere Gleichgewicht im Menschen wieder ins Lot, indem es harmonisiert, entgiftet und die Abwehrkräfte steigert. Hinzu kommt, dass es die Persönlichkeitsentwicklung fördert; äußerer Ausdruck dafür ist die positive Veränderung im Gesichtsausdruck und Verhalten eines vom Fieberinfekt genesenen Kindes".* Eltern bestätigen die Tatsache, dass nach überstandener Krankheit das Kind gereift erscheint. Diese Chance nehmen wir dem Kind ersatzlos, wenn wir es impfen lassen oder während der Krankheit mit Antibiotika unnötig und vorschnell eingreifen. Natürlich muss jede akute Kinderkrankheit vom Arzt beobachtet werden. Mit einer naturgemäßen, vollwertigen Ernährung, wie sie in diesem Buch beschrieben wird, stärken wir den kindlichen Organismus, um eine Kinderkrankheit problemlos zu überstehen. Positiv unterstützen kann man den Weg durch die Krankheit gefahrlos mit homöopathischen Medikamenten.

In den folgenden Kapitel werden die Risiken von Impfungen auf der Basis gründlich recherchierter Forschungsergebnisse aus der Medizin dargestellt.

Gesundheitsrisiken durch Impfen

Von offizieller Seite werden Impfschäden bagatellisiert. Sie werden als Kollateralschaden eingestuft. Impfstoffe seien sicher und Kinderkrankheiten verliefen keinesfalls immer glimpflich. Durch die gleichzeitige Verabreichung mehrerer Impfstoffe (besonders Lebendimpfstoffe) besteht die Gefahr, dass es durch eine induzierte Immunschwäche zu einem "Einnisten" eines Virus im Körper des Geimpften kommen kann, ohne sofort eine Immunreaktion auszulösen. Dieser Virus kann dann eventuell später zu einer chronischen Erkrankung führen.

Bei Säuglingen gelangen die Inhaltsstoffe der Impfungen ungehindert auch ins Gehirn, da die Blut-Hirnschranke, welche die Gifte von unserem Gehirn fernhalten kann, sich erst im Laufe des zweiten und dritten Lebensjahres ausbildet. Das heißt, dass alle giftigen Zusatzstoffe, Verstärkerstoffe, Trägerstoffe etc. ungefiltert in das kindliche Hirn gelangen und dort irreparable Schäden verursachen können. Problematisch ist vor allem das Thiomersal. Es handelt sich hier um eine quecksilberhaltige Verbindung, die äußerst toxisch ist, wenn sie in den Blutkreislauf gelangt. Mit einer Impfung erreicht man 30% des Quecksilbergrenzwertes (eines Erwachsenen). Bei Kindern oder Säuglingen, die ein viel geringeres Körpergewicht aufweisen, ist dieser Grenzwert damit schnell überschritten. Mittlerweile wurde aus den meisten Impfstoffen Thiomersal wegen der erheblichen Nebenwirkungen entfernt. In Deutschland ist es noch nicht grundsätzlich verboten und findet sich in einigen Impfstoffen wieder. In USA wurde das Krankheitsbild des Autismus als Folgeerscheinung der Impfung mit dem Stoff Thiomersal identifiziert, was von offizieller Seite allerdings heftig bestritten wird. Der Sohn des ermordeten Senators Robert Kennedy, der Rechtsanwalt und Autismus-Aktivist *Robert F. Kennedy jun.*, hatte sich damals als Kritiker des quecksilberhaltigen Konservierungsstoffes Thiomersal in Impfstoffen für Säuglinge einen Namen gemacht. Es war nicht mehr zu übersehen, dass allein in den USA mehr als 500.000 Kinder unter Autismus leiden. Kinderärzte diagnostizieren jedes Jahr mehr als 40.000 neue Fälle. Die Krankheit war bis 1943 unbekannt, seit 1931 wird dem Baby-Impfstoff Thiomersal hinzugefügt. Mittlerweile darf in amerikanischen Impfstoffen kein Quecksilber mehr enthalten sein. Auch in Japan, Österreich, Schweden, Dänemark und Großbritannien wurde er verboten. All diese Begleitstoffe können Krebs und Allergien auslösen und greifen das Gehirn mehr oder weniger stark an.

Das Robert-Koch-Institut (RKI), unsere oberste Gesundheitsbehörde für Infektionskrankheiten, führte von Mai 2003 bis Mai 2006 die große Studie zur Gesundheit von Kindern und Jugendlichen in Deutschland namens „KIGGS" (Kinder und Jugendgesundheitssurvey) mit fast 18.000 Kindern und Jugendlichen zwischen ihrer Geburt und dem 17. Lebensjahr durch. KIGGS ist die größte Studie zum Thema „Ernährung, Bewegung und Sozialverhalten bei Kindern und Jugendlichen", die je in Deutschland gemacht wurde. Bereits ein Jahr nach Abschluss der Studie wurden die Ergebnisse der Öffentlichkeit in einer Doppelausgabe des Bundesgesundheitsblattes auf 400 Seiten präsentiert. Was kann der Laie damit schon anfangen? Wie zu erwarten, wurden die Impfdaten in keinerlei Bezug zu weiteren Messgrößen wie die Gesundheit der Kinder und Jugendlichen gesetzt, um Konsequenzen zu verschleiern. Eine der führenden Impfkritikerin Deutschlands, *Angelika Kögel-Schauz*, wertete die vom RKI zur Verfügung gestellten Datensätze in langwieriger Kleinarbeit nochmals akribisch aus. Obwohl einige Angaben, die speziell die negativen Folgen des Impfens betreffen, in den Datensätzen offensichtlich gestrichen worden waren, konnte sie klar zeigen, dass geimpfte Kinder in jeder Beziehung anfälliger und häufiger chronisch krank sind. Ihr Fazit: Je weniger Impfungen ein Kind erhalten hat, desto gesünder ist es! Frau *Kögel - Schauz* schreibt: *„Jetzt ist es amtlich: Impfen macht unsere Kinder krank! Geimpfte Kinder und Jugendliche haben um ein vielfaches mehr Allergien, leiden öfters unter Entwicklungsstörungen und haben wesentlich mehr Infekte und chronische Krankheiten. Verantwortungsvolle Eltern informieren sich und lassen ihre Kinder nicht impfen."*

Es ist erschreckend, mit welchen Angstkampagnen vor allem Mütter angesprochen werden, damit sie ihre Töchter mit Gardasil gegen Gebärmutterkrebs impfen lassen. Inzwischen mehren sich sogar die offiziellen Meldungen über starke Nebenwirkungen und Todesfälle im Zusammenhang mit dieser Impfung.

Kinderlähmung (Polio)

Obwohl die Kinderlähmung in Deutschland seit dem Jahre 2002 als ausgerottet gilt, besteht bei den Eltern immer noch eine große Angst davor, sind die Folgen für ein infiziertes Kind doch gravierend. Vielfach wird auch von einem ansteigenden Infektionsrisiko durch Migranten (Einschleppen von Keimen) und den Auswirkungen des weltweiten Tourismus gesprochen, der uns in fremden Ländern auch mit Infektionskeimen in Verbindung bringen kann, die hierzulande nicht mehr vorkommen. Das Thema soll hier nicht verharmlost werden und es muss den Eltern überlassen bleiben, wie hoch sie das Risiko aufgrund ihrer Lebensweise einschätzen. Im Zweifelsfall sucht man am besten ein klärendes Gespräch mit einem Mediziner. Eine Schädigung durch eine Polioimpfung tritt im Zeitraum von 1 - 8 Wochen nach der Impfung auf. In den 90er Jahren gab es in Europa und den USA bereits mehr Impfpoliofälle als echte Polioerkrankungen. Es kam auch immer wieder zu Berichten über Impfpolio bei Menschen, die sich bei Impflingen mit dem Virus infiziert hatten *(Martin Hirte: Impfen : Pro und Contra).* Da die Poliomyelitis das Nervensystem befällt, sind neurologische Nebenwirkungen der Impfung möglich. Gutachter *Dr. Ehrengut* berichtet vom Guillain-Barré-Syndrom, Lähmungen und Krampfanfällen nach der Schluckimpfung und Spritzimpfung. Langzeitstudien liegen hierüber aber nicht vor. Im Folgenden soll der Zusammenhang von Ernährung und Infektionsrisiko genauer betrachtet werden. Interessant ist in diesem Zusammenhang die Beobachtung von *Dr. med. Benjamin Sandler*, der in seinem Buch *„Vollwerternährung schützt vor Kinderlähmung und anderen Viruserkrankungen“ (emu - Verlag)* auf die Beziehung zwischen Zuckergenuss und Kinderlähmung hinweist. Bei Vermeidung von raffinierten Kohlenhydraten (Fabrikzucker und Auszugsmehle) ist eine Ansteckung mit dem Poliovirus praktisch nicht möglich. Eine Ansteckung mit dem Virus beim Menschen ist nur möglich, wenn der Blutzucker unter die Norm absinkt. Zu einer solchen Unterzuckerung (Hypoglykämie) kommt es als Gegenregulierung nach vorherigem unphysiologischem Anstieg des Blutzuckers durch den Verzehr von zuckerhaltigen Nahrungsmitteln. Beim Verzehr natürlicher süßer bzw. kohlenhydrathaltiger Lebensmittel wie etwa süßem Obst oder Vollkornprodukten kommt es nicht zu diesem krankhaften Anstieg des Blutzuckers. Auch nach Genuß von süßem Speiseeis kommt es an heißen Tagen besonders dann zu Unterzuckerung, wenn anschließend durch Schwimmen in kaltem Wasser durch die Muskeltätigkeit und gleichzeitiger Wärmeproduktion Zucker im Gewebe verbraucht wird. So erklärt sich das besonders häufige Auftreten von Kinderlähmung im Sommer nach dem Baden, weshalb man irrtümlich früher annahm, dass durch Erreger im Wasser die Infektion zustande käme. Bei der erwähnten Epidemie 1948 bekam Dr. Sander die Erlaubnis, laufend über die Rundfunksender vor dem Genuss von Eiscreme und anderen Süßigkeiten zu warnen. Tatsächlich kam es aufgrund dieser Hinweise schlagartig zu keiner Infektion mehr. Dieser Vorgang brachte der Zuckerindustrie in kurzer Zeit einen Umsatzverlust von mehreren Milliarden Dollar ein, so dass später über diese einfache Verhütungsmaßnahme nicht mehr berichtet werden durfte. Auch sein in Deutschland veröffentlichtes Buch war rasch vom Büchermarkt verschwunden. Angesichts der schrecklichen Auswirkung einer Infektion mit dem Poliovirus kann man die Angst der Eltern aber durchaus versehen.

Risiken einschätzen können

1. Impfungen schützen nicht in jedem Fall vor der Krankheit, gegen die geimpft wird. *"In keinem Fall nahmen nach der Einführung von Massen oder Zwangsimpfungen die Infektionszahlen deutlich ab. Unter den Erkrankten befanden sich immer mindestens eben so viele Geimpfte wie Nichtgeimpfte. Im Falle von Pocken scheint die Krankheit, die heute ausgestorben sein soll, fast ausschließlich Personen befallen zu haben, die geimpft waren. Die Erkrankungszahlen gehen durch Impfung nicht zurück, wie gerne behauptet wird" (aus: "Natur und Heilen", Ausgabe 3/1990, Hans Finck).* Daten des staatlichen Bundesamtes in Wiesbaden belegen zwar einen stetigen allgemeinen Rückgang infektiös bedingter Kinderkrankheiten in den letzten hundert Jahren. Diese Entwicklung wird von offizieller Seite den Impfungen gut geschrieben. Andere behaupten, dass Impfungen darauf keinen direkten Einfluss hatten, sondern die Verbesserung der hygienischen Verhältnisse und die Beseitigung des Hungers *(Thomas McKeown)*.

2. Impfen kann ernste Folgen nach sich ziehen: Das Immunsystem wird nachhaltig irritiert, die Infektanfälligkeit steigt an, ebenso die Empfänglichkeit für sehr schwere Krankheiten wie MS (Multiple Sklerose), Leukämie, Diabetes, Krebs, sowie Allergien und Asthma. Impfschäden treten selten sofort nach der Impfung auf. Oft Monate oder Jahre später kommt es zu fatalen Reaktionen, die aber meist nicht mehr auf die lange zurückliegende Impfung bezogen werden. Nachgewiesen sind Schädigung des Gehirns, geistige und körperliche Behinderungen. Die meisten Folgeschäden bleiben aber unerkannt, da sie sich

innerhalb des „normalen“ Spektrums kindlicher Entwicklung abspielen, also nur bedingt auffällig sind. Einschränkungen in der intellektuellen Leistungsfähigkeit, emotionale Empfindlichkeiten und psychische Anfälligkeit (Depression), körperliche Unbeweglichkeit, Ängstlichkeit oder Hyperaktivität werden nicht ursächlich als Impfschaden diagnostiziert. Der erfahrene Impfschadengutachter *Dr. Gerhard Buchwald* stellt fest, dass es nach jeder (!) Impfung zu schweren Gehirnschäden kommen kann. Der französische Arzt *Dr. Calmar* sieht in Impfungen die Ursache für später auftretende Gemüts- und Charakterschäden. Sein Kollege *Prof. Delore* warnt, dass durch Impfungen ganze Generationen ihrer Aufmerksamkeit, Konzentrations- und Kritikfähigkeit beraubt werden könnten. Nach seiner Meinung werden durch Impfungen Erregbarkeit und Ängstlichkeit im Menschen verstärkt. Auch der angeblich so rätselhafte „plötzliche Kindstod“ wird unter anderem mit Impfen in Verbindung gebracht: 75% traten wenige Tage bis sieben Wochen nach einer Keuchhustenimpfung auf. *Buchwald* behauptet, dass auch die sogenannten „Verhaltensstörungen“ bei Kindern auf Impfungen zurückzuführen sein könnten, ebenso Neurodermitis, Muskelschwäche (Myastheniagravis) und Jugenddiabetes, dessen Ausbruch schon mehrfach als Impfschaden nach Pocken- und Mumpsimpfungen anerkannt worden ist.

Niemand kann garantieren, dass durch Impfungen keine Impfschäden auftreten. Ebenso gibt es keine Garantie dafür, dass sich ein Kind, das nicht geimpft wurde, nicht infiziert. Die Eltern entscheiden unter Abwägung aller Fakten. Es ist keine leichte Entscheidung. Wichtig ist, dass Mutter und Vater zusammen gemeinsam hinter der Entscheidung stehen. Unerlässlich ist auch das aufklärende Gespräch mit dem Kinderarzt. Zusätzliche Informationquellen stellt das Internet in Fülle zur Verfügung, die Orientierung ist aber schwierig. In welcher Weise eine naturgemäße Ernährung, wie sie in diesem Buch vorgeschlagen wird, die Anfälligkeit für eine Infektion senkt, wurde zu Genüge erläutert. Wenn wir alles, was uns krank macht, konsequent weglassen, dann bleibt nur noch die Gesundheit übrig!

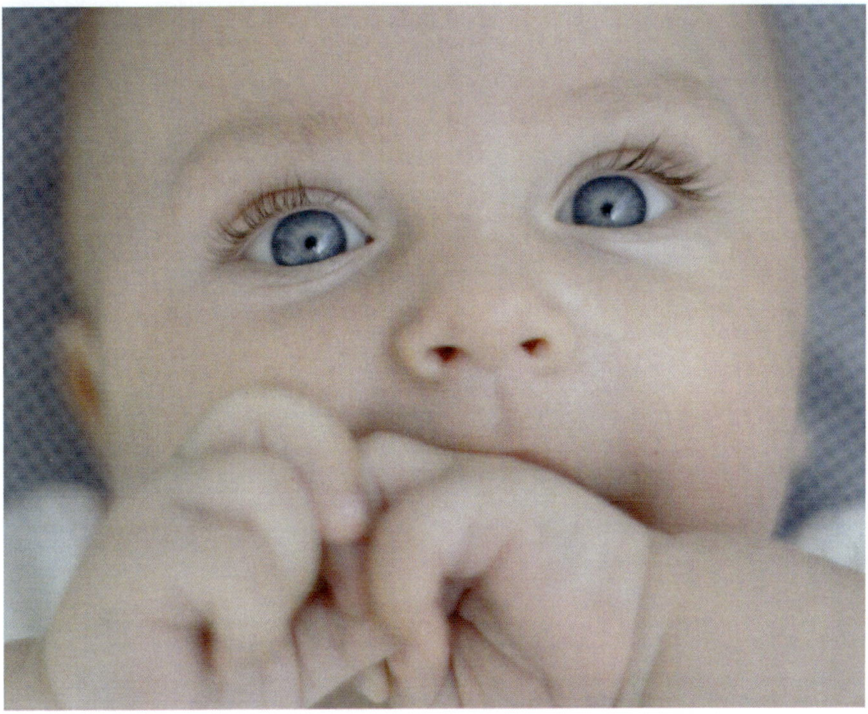

Praktischer Teil - Zubereitung und Rezepte

In den folgenden Kapiteln finden sich Rezepte zur Herstellung von Babykost beginnend mit einfacher Beikost parallel zum Stillen bis zu vollständigen Babymahlzeiten, die dann das Stillen ersetzen können. Auswahl, Aufbereitung und Darreichungsform ergeben sich aus den Erkenntnissen und Informationen, die in diesem Buch ausführlich erläutert wurden und sind in der Praxis erprobt.

Verdauung und Stoffwechsel sind hoch sensible Systeme, die in schnellen Reaktionsfolgen jede Zelle unseres Organismus erreichen und beeinflussen. Beim Säugling werden Sensibilität und Ausrichtung, Reaktionswege und Verarbeitung im Organismus grundlegend an dem ausgebildet, was wir ihm mit der Nahrung anbieten.

Folgende Grundregeln sollten wir möglichst immer einhalten:

1. Bioqualität: höherer Nährwert; intensiver, natürlicher Geschmack; rückstandsfrei, besser bekömmlich.
2. Alles möglichst frisch zubereiten und zeitnah füttern: kein Nährwertverlust, hohe Verfügbarkeit aller Wirkungsgrade.
3. Nur reife Früchte verwenden: voller Vitalstoffgehalt, besser bekömmlich
4. Alle Speisen immer warm anbieten (nicht über 42 Grad).

Umstellungsphase

Je länger die Mutter gestillt hat, desto ungestörter und natürlicher hat sich das Verdauungssystem ausgebildet. Der Darm des Kindes ist erst nach etwa 6 bis 9 Monaten voll ausgereift. Wann man mit Beikost beginnt ist von Kind zu Kind verschieden. War die Mutter aus gesundheitlichen Gründen von Anfang an gezwungen, Muttermilch durch adaptiere Kunstnahrung zu ersetzen, gelten alle hier gegebenen Hinweise in der selben Art und Weise.

Es ist die große Sorge der Eltern, dass das Kind mit der Beikost oder Folgekost nicht alle Nähr- und Vitalstoffe erhält. Ebenso taucht die Frage der Verträglichkeit auf, will man doch, dass das Kind die Nahrung nicht nur geschmacklich annimmt, sondern dass es sie auch problemlos verdauen kann. Ängstliche Eltern mögen sicherheitshalber zu industriell gefertigter Babynahrung greifen (Gläschen, Anrührbreie, Säfte...). All diese Produkte sind aber Konserven, haltbargemacht durch Hitzeprozesse und in hohem Maße wertgemindert (denaturiert). Außerdem enthalten sie oft Milchbestandteile und Fleisch, Verdickungsmittel, Zucker, künstliche Vitamine und Mineralstoffe und zu wenig wichtige Fettsäuren. Nur eine schonend zubereitete Nahrung auf der Basis möglichst roher Zutaten gewährleistet volle Verfügbarkeit aller Nähr- und Vitalstoffe, belastet Verdauung und Stoffwechsel nicht unnötig und ist dank des vollständigen Enzymmusters leicht verdaulich. Um dies zu erreichen ist es unerlässlich, die Babynahrung selbst herzustellen. Wie später noch erläutert wird, ist dies heute mit einigen wenigen Küchengeräten schnell und ohne großen Aufwand zu bewerkstelligen.

Grundnahrungsmittel

Gemüse: Mit den unterschiedlichen Sorten bieten wir dem Kind eine reiche Auswahl an wertvollsten Basis-Lebensmitteln an. Gemüse kann zum großen Anteil in roher Form gegessen werden, anfangs als Saft, Brei, später als Salat oder in größeren Stücken zum Knabbern: Möhren, Fenchel, Blumenkohl, Avocados, Pastinaken, Kürbis, Kohlrabi, Erbsen, Rote Bete, Spinat, Sellerie, Tomate, roter Paprika, später auch die verschiedenen Kohlsorten.

Obst: Kinder lieben Obst in fast jeder Darreichungsform: unverändert zum Reinbeißen, als Mus, Brei, in Smoothies zusammen mit Gemüse, zu Getreidespeisen oder zum Süßen. Obst ist ausschließlich in roher Form wertvoll: Apfel, Banane, Pfirsich, Aprikose, Renekloden, Pflaume, Mirabelle, Birne, Süßkirsche, Traube, Heidelbeere, Himbeere, Mango, Melone, Orange, Zitrone. So wertvoll auch der ganze **Apfel** mit Schale und Kerngehäuse ist, in der Bei- und Folgekost fürs Baby empfiehlt es sich, den Apfel anfangs dünn zu schälen und das Kerngehäuse zu entfernen.

Blattgemüse, Kräuter und Wildkräuter: Die Verwendung von rohem Blattgemüse oder gar Wildkräutern in der Babykost ist für viele Eltern sicher gewöhnungsbedürftig. Dennoch kann man seinem Kind nichts Wert- und Gehaltvolleres anbieten. Grünes Blattgemüse ist konzentrierter Sonnenschein, eingefangenes Sonnenlicht voller Lebensenergie mit einem extrem hohen Nähr- und Vitalstoffgehalt. Die hier angebotene Ernährungsweise ist ohne Zugabe von reichlich grünen Blättern unvollständig und in seinem Wirkungsgrad eingeschränkt. Das grüne Blatt, vor allem die wertvollen Wildkräuter, sind unverzichtbar. Der Gehalt an Vitamine-D und B12 sowie Calcium und Eisen ist überraschend hoch. Brennnessel, Löwenzahn und Co. werden natürlich nicht am Stück und unzerkleinert verzehrt: Eingemischt in feine, cremige Breie, gemixt in Smoothies und später als Salat. Die Kinder werden behutsam daran gewöhnt, beginnend mit kleinen, untergemischten Mengen. Bald werden sie den Geschmack lieben lernen. Kultivierte Blattsalate stehen dem Wildgemüse in ihrem Wert weit nach. Vitamin-B12 befindet sich eher auf den Blättern von Bio- und Wildgemüse. Man sollte es nicht durch zu intensives Waschen beseitigen! Keine Angst - wenn die Blätter an geschützten Stellen gesammelt wurden besteht keine Gefahr der Verunreinigung.

Keimlinge und Samen enthalten auf kleinstem Raum geballte Energie, die sich durch den Keimvorgang „befreit" und uns zugänglich gemacht wird. Aus den ruhenden Samen wird durch den Keimvorgang im Prinzip Gemüse. Es lohnt auf jeden Fall, sich einmal mit dem Selbstziehen von Sprossen und Keimen zu befassen. Keimlinge und Sprossen übertreffen den Vitalstoffgehalt im ruhenden Samen um ein Vielfaches, d.h. der Vitamingehalt steigt stark an, neue werden gebildet (Vitamin-C und B12), Säuren und Hemmstoffe werden fast vollständig abgebaut, Proteine verwandeln sich in leicht verdauliche Aminosäuren, sie sind reich an Enzymen und vielen Mineralstoffen (basenbildend). Keimlinge sind eine absolut frische und lebendige Kost und leichter verdaulich als ruhende Samen.

Vorgehensweise: Die jeweiligen Samen spülen und in reichlich Wasser einweichen. Je nach Größe unterschiedlich lange, zwischen 6 bis 12 Stunden (Sesam 6- und Kichererbsen 12 Stunden). Nach dem ersten Einweichen die Samen erneut gründlich spülen. Die abgetropften, feuchten Samen an einem schattigen Platz 12 Stunden keimen lassen und dann den Vorgang (spülen und wieder keimen lassen) wiederholen. Also: zweimal täglich gründlich spülen. Restliches Wasser muss immer während der Keimzeit abtropfen können. Der Handel bietet verschiedene Keimgerätschaften an (Schalen oder Gläser).

Keimzeiten: Sonnenblumenkerne 2 Tage, Sesamsamen 2 Tage, Buchweizen 2-3 Tage, Weizen (Roggen, Gerste) 3-4 Tage, Kichererbsen 3-4 Tage, Alfalfa 4-5 Tage. Fertige Keime können im Kühlschrank einige Tage aufbewahrt werden, dabei einmal täglich spülen. Zur weiteren Information bietet der Handel ausführliche Literatur in Sachen Keime und Sprossen an.

Getreide: Die verbreitete Praktik, dass man Getreide (in Form von Breien), Kartoffeln, Brot und andere stärkehaltige Nahrung ans Baby füttert, ist für viele Krankheiten verantwortlich: Verdauungsstörungen, Verstopfung, Durchfall, Koliken, Hautausschläge, katarrhalische und Mandelprobleme u.a. sind die hauptsächlichen Beschwerden, die durch eine solche Ernährung entstehen. Der kindliche Verdauungsapparat ist in den ersten 2 Jahren nicht auf die Verarbeitung von Stärke eingestellt. Von allen Nahrungsmitteln, die der Mensch isst, müssen jene, die Stärke enthalten, am meisten gekaut werden. Stärke wird nur durch den Speichel gespalten und das kann im weiteren Verdaungsvorgang nicht nachgeholt werden. Erst wenn das Kind alle Zähne hat, kann es jede stärkehaltige Nahrung richtig kauen, einspeicheln und verdauen. Die frühere Praktik von Müttern, stärkehaltige Nahrung vorgekaut dem Kind zu verabreichen, ermöglichte eine problemlose Verdauung. Es gibt aber eine ausgezeichnete Möglichkeit, Getreidekörner auch in der Babykost zu verwenden. Lässt man Getreidekörner keimen, verwandelt sich die Stärke in Zucker. Damit wird ein völlig anderer Verdauungsvorgang eingeleitet. Bei gekeimten Getreidekörnern ist die Stärke quasi schon vorverdaut, in Zucker umgewandelt. Außerdem bildet sich beim Keimvorgang das seltene Fluor. Will man die Körner nicht selbst zu Hause keimen lassen, kann man auch im einschlägigen Handel gekeimte und wieder getrocknete Körner erhalten (Rohkostqualität).

Getreidegrassaft: Lässt man die gekeimten Getreidekörner aber weiter wachsen bis auf eine Länge von etwa 17-18 cm, erhält man grünes Getreidegras, aus dem man wertvollen Getreidegrassaft gewinnen kann. Getreidegras zu entsaften ist weitgehend unbekannt und wird meist nur in besonders ernährungsbewussten Kreisen praktiziert. Gerade das junge Gras ist voller Nähr- und Vitalstoffe. Das Entsaften ist aber nur mittels einer speziellen Quetschpresse möglich. Die geringe Menge an grünem Saft, die so gewonnen wird, schmeckt intensiv und wird am besten Obst- und Gemüsemixgetränken untergemischt. In der Babykost kann man durchaus kleine Mengen einem Gemüsebrei unterrühren.

Nüsse: Sind wertvolle Eiweiß- und Fettsäurelieferanten sowie Vitamin- und Mineralstoffträger: Weiße Mandeln (in der Babynahrung als Mandelmus), Sesamsamen und Sonnenblumenkerne (angekeimt und gemixt), Walnüsse und goldgelber Leinsamen (immer eingeweicht, und dann gemixt), Mohn immer frisch gequetscht. Die getrocknete Nuss wird durch das Wasser zum Keimen angeregt. Das Fruchtfleisch wird weicher, mild im Geschmack, reich an Mineralstoffen und bekömmlicher. Gelagerte Nüsse vorher gründlich spülen und über Nacht im Wasser einweichen. Man achte aber unbedingt auf Rohkostqualität. Vielfach sind Nusskerne im Handel hitzebehandelt und enthalten schon die gefährlichen Transfettsäuren (durch Erhitzen des ungesättigten Nussfettes). Nüsse nach dem Quellen in Wasser (meist über Nacht) erst kurz vor dem Verzehr zerkleinern. Im rohen Zustand sind Nüsse eine konzentrierte Fett- und Eiweißquelle von hohem Wert.

Trockenfrüchte: Sind Energie- und regelrechte Vitalstoffbomben. Sie sind sehr süß und klebrig und können zum Zahnverfall beitragen, wenn sie pur zu oft gegessen werden. In kleinen Mengen, über Nacht eingeweicht, können die Früchte vor allem im Winter viele Speisen bereichern. Die Früchte sowie das Einweichwasser eignet sich bestens zum Süßen: Datteln, Feigen, Aprikosen, Weinbeeren etc.

Fette: Alle Öle sind ausschließlich nur nativ und kaltgepresst wertvoll: Weizenkeimöl (reich an Vitamin E), Leinöl und Walnussöl (reich an Omega 3-Fettsäuren), natives Kokosöl aus dem Naturkostladen (rohe, leicht verdauliche, gesättigte Fettsäuren), Rohmilchbutter (Fassbutter, Vitamin D haltig).

Am kostbarsten aber sind die Fettsäuen im natürlichen Verbund im ganzem Samen, wie sie in der hier empfohlenen Babynahrung reichlich verwendet werden. Auch die besten Öle sind Extrakte und enthalten nicht den vollen Wirkungsgrad.

Süßen und Würzen

Anfangs wird Babynahrung weder gewürzt noch gesalzen oder gezuckert. Nach dem ersten Lebensjahr können Gemüse, Salate und Hummus (Kichererbsenbrei) vorsichtig gewürzt werden. Auch mit grünen Küchenkräutern bekommen die Gerichte Wert- und Geschmacksstoffe. Wenn Speisen später gesüßt werden sollen, keinen raffinierten Zucker verwenden. Obst wie Banane oder in Wasser eingeweichte Trockenfrüchte sind eine natürliche, wertvolle Möglichkeit zum Süßen.

Auswahl der Getränke

Am besten bietet man möglichst nur Wasser an oder eventuell kleine Mengen von leichtem Kräutertee. Leitungswasser ist nicht ideal in der Baby und Kleinkindernährung. Die Schadstoffbelastungen könnten zu hoch sein. Auf dem Markt gibt es aber eine Reihe Geräte, die Leistungswasser von Schadstoffen reinigen oder man bedient sich stillem und natriumarmem Wasser aus dem Handel. Das Wasser soll Babys und Kindern immer körperwarm angeboten werden. Der einschlägige Handel bietet heute ein breite Palette an unterschiedlichen Säften an. Säfte aus der Flasche sind aber immer pasteurisiert und gewöhnen das Kind an unnatürliche Mengen Fruchtzucker ohne die Enzyme und andere Vitalstoffe der frischen Frucht. Kein pasteurisierter Saft ist hochwertig. Der Gehalt an Fruchtzucker aus der Frucht bleibt zwar bestehen, aber die Enzyme und ein großer Anteil der Vitamine werden durch pasteurisieren eliminiert. Solche Säfte fördern sehr stark das Verlangen nach Zucker in anderer Form und bringen den natürlichen Ernährungsinstinkt des Kindes durcheinander. Gezuckerte Limonaden sind natürlich noch viel verheerender. Solche Getränke sollten so weit wie möglich in der Kinderernährung vermieden werden. Süßstoffe in Getränken sind kein geeigneter Zuckerersatz. Sie können sich nachteilig auf die Gehirnfunktion des Kindes auswirken und Organe schädigen. Übrigens soll zum Essen nicht parallel getrunken werden, auch wenn das bei uns Erwachsenen vielfach Sitte ist. Die Verdünnung des Nahrungsbreies stört die Nährstoffaufnahme und das Hungerempfinden.

Gemüsesäfte sind nicht als Getränk einzustufen sondern als Nahrung. Sie sollten nicht getrunken sondern mit einem Löffelchen langsam gegessen werden (Einspeicheln). Bei reichlich Rohkostnahrung wird ein Kind übrigens in der Regel keinen übermäßigen Durst entwickeln.

Küchenhilfsmittel

Die traditionell verwendeten Gerätschaften zum Zerkleinern und Reiben von Obst und Gemüse (Fleischwolf, Gemüsereibe, Glasreibe) tun gute Dienste, wenn sie sich auch zur Bereitung von Smoothies (cremige Mixgetränke aus Obst und grünen Blättern) und feinem Pürees aus rohen Zutaten nicht eigenen. Gemüse, Obst und vor allem grüne Blätter (Wildkräuter) müssen vor dem Verzehr unbedingt sehr fein zerkleinert werden. Hochtourige Mixer eigenen sich dafür am besten. Der Handel hält Geräte bereit, mit denen auch sehr kleine Mengen zubereitet werden können (Personal Blender). Zur Saftgewinnung aus frischem Getreidegras eignen sich nur Geräte mit Presswalzen (Z-Star), die aber auch zur Bereitung von Obst- und Gemüsesäften geeignet sind. Zur vereinfachten Aufzucht von Getreidegräsern bietet der Handel ebenfalls bestimmte Gerätschaften an. Die verbreiteten hochtourigen Saft-Zentrifugen haben den Nachteil, dass der Saft sofort mit Sauerstoff vermischt wird, wodurch schädigende Oxydationsprozesse in Gang kommen. Flockenpressen ermöglichen das Selbstherstellen von Getreideflocken aus ganzen Körner. Fast alle Getreideflocken im Handel sind übrigens erhitzt und haltbar gemacht und so wertgemindert, was auch gegen fertige Müslimischungen spricht, von den Beimischungen wie Zucker, Farbstoffe, geschwefelte Trockenfrüchte und Transfette (Knuspermüsli) ganz zu schweigen. Die in alternativen Kreisen beliebte Mühle zum Herstellen von Vollkornmehl kommt erst später zum Einsatz, wenn das Kind mit Backwaren in Berührung kommt. Zum Keimen von Samen und Sprossen hält der Handel unterschiedliche Geräte bereit (Keimschalen oder Gläser). Praktisch sind auch Gerätschaften oder Geschirr zum Anwärmen und Warmhalten der Speisen (Wärmeteller).

Erste fremde Nahrung

Im Alter von 6 bis 9 Monaten, wenn vielleicht auch schon die ersten Zähnchen durchgekommen sind, kann die erste fremde Nahrung angeboten werden. Wichtig ist am Anfang immer nur ein einziges Nahrungsmittel anzubieten. Auf diese Weise kann man genau beobachten, was vertragen wird und was nicht. Man sollte wenigstens eine Woche lang dabei bleiben. Diese erste Beikost sollte immer erst nach dem Stillen angeboten werden.

Man fängt mit wenigen Teelöffeln frisch gepresstem Möhrensaft an. Das Kind sitzt dabei auf dem Schoß, leicht nach hinten gekippt, oder in der Kinderwippe und wenn der Mund des Kindes mit dem Löffel berührt wird, lässt man den Saft in den Mund fließen. Schön ist es, wenn man seinem Kind zeigt, wie gut es schmeckt. Es wird umso bereitwilliger davon kosten. Es geht vorerst nicht darum, das Kind zu sättigen. Wenn es genug hat, wendet es den Kopf ab, verschließt den Mund oder spuckt die Nahrung aus. Lehnt das Kind ab, versuchen wir es später wieder. Niemals sollte das Kind zum Essen überreden oder gar zwingen. Nahrungsaufnahme auch nie als Druckmittel oder Belohnung einsetzen! Selbst gelassen bleiben und nicht gestresst reagieren, was besonders später bei den ersten Breimahlzeiten eine Herausforderung darstellt, geht doch einiges daneben und von Tischsitten kann keine Rede sein.
Die erste kleine Menge Möhrensaft lässt sich einfach und schnell zubereiten. Eine knackige Bio-Möhre, sauber gebürstet (nicht geschält), wird sehr fein mit einer Reibe zerkleinert und dann mittels eines feinen Baumwolltuches ausgedrückt. Der Saft kommt in ein angewärmtes Glas und wird mit dem Löffelchen verabreicht, nicht mit dem Fläschchen. Wenn ein bestimmtes Lebensmittel eine Reaktion wie Rötung oder Wundsein auszulösen scheint, streicht man es für einige Zeit vom Speiseplan und versucht es später erneut, oder lässt es ganz weg. Das nächste Lebensmittel, nach der Möhre, ist der Apfel. Der Möhrensaft wird weiter gegeben und in der Menge gesteigert, zu einer anderen Mahlzeit kommt der Apfel als feines Mus hinzu. Der Apfel sollte vollreif und süß sein. Wird der Apfel gerne genommen, mischen wir eine kleine Menge Banane darunter. Werden Möhren, Apfel und Banane gut vertragen, hat sich der Vitalstoffanteil in der Nahrung schon gesteigert. Jetzt kann die Mutter anfangen, die Beikostgerichte auch vor dem Stillen zu geben, sobald das Kind Hunger signalisiert. Dies ist dann der erste Schritt zum Abstillen.

Die Reihenfolge der Mahlzeiten

Mit der Einführung der Beikost sollte nach und nach Regelmäßigkeit in die Nahrungsfolge kommen. Je nachdem, wie es in den individuellen Tagesplan passt, sollten drei Hauptmahlzeiten pro Tag verabreicht werden, bestehend aus Morgen- , Mittag- und Abendessen, zusätzlich eine oder zwei Zwischenmahlzeiten vormittags oder/und nachmittags. Oftmals wird aber noch lange am Morgen und am Abend gestillt und das ist gut so, wenn das Kind es so will. Es wird sich ganz nach seinem Bedarf abstillen, wenn es Zeit ist. Es ist für Mutter und Kind entlastend, wenn die Abfolge der Mahlzeiten planbar wird.

Rezeptteil

Die folgenden Rezepte sind Vorschläge und sollen der Kreativität der Mutter keine Grenzen aufweisen. Man richte sich grundsätzlich auch nach dem saisonalen Angebot an Früchten und Gemüse. Die Rezeptvorschläge sind ausschließlich Beispiele möglicher, vollwertiger Kombinationen unter Berücksichtigung der Ausgewogenheit alle Komponenten. Eine Ernährungsweise, wie sie sich in den Rezepten ausdrückt, kann ohne einen ausreichend hohen Anteil grünem Blattgemüse nicht vollständig sein, worauf täglich geachtet werden muss.

Alle Rezepte sind in 6 Rubriken geordnet. In der jeweiligen Rubrik beginnt man am besten mit dem zuerst angeführten Rezept, das meist nur aus wenigen Zutaten bestehet. Die nachfolgenden Rezepte werden in ihrer Zusammensetzung zunehmend komplexer durch Zuordnung neuer Nahrungsbestandteile. Nach und nach steigert man die Menge und bleibt etwas 7 Tage dabei. Alle Rezepte können in ihrer Reihenfolge innerhalb der jeweiligen Rubrik, also auch Rubrik übergreifend, beliebig ausgetauscht werden, aber immer vom einfachen zum komplexeren Gericht gehen. Möglichst die Gerichte erst unmittelbar vor dem Verzehr zubereiten, um einem Verlust an Nähr- und Vitalstoffen vorzubeugen.

Jedem Rezept zugeordnet sind Angaben über Zubereitung und Vorgehensweise. Grundsätzlich gilt für alle gemixten Speisen, dass harte Gemüssorten (z.B. Karotten) vorher möglichst fein auf einer Gemüsereibe zerkleinert werden müssen, bevor sie in den Mixer kommen. Bei der hier empfohlenen Art der Zubereitung über einen hochtourigen Mixer (Personal Blender) werden Obst, Gemüse und grüne Blätter (z.B. Wildpflanzen) soweit aufgeschlossen, wie durch einen Kochprozess, aber ohne die Verluste an Nähr- und Vitalstoffen (leicht verdaulich).

Die **Mengenangaben** in den Rezepten beziehen sich immer auf eine einzige Portion. Die Bedarfsmenge unterscheidet sich aber ziemlich von Kind zu Kind. Die Mutter lernt dies bald einzuschätzen. Das Kind aber niemals zwingen, die Ration völlig aufzuessen, wenn es dies nicht will. Das natürliche Sättigungsgefühl sollte auf jeden Fall respektiert werden.

Einige Rezepte bedürfen einer **Vorbereitung** z.B. Einweichen von Zutaten (Nüsse, Trockenfrüchte, Getreide) am Vortag oder benötigen vorgezogene Sprossen und Keimlinge! Es ist von Vorteil, die Rezepte sich vorher gründlich durchzulesen, um eventuelle Vorbereitungsarbeiten rechtzeitig durchführen zu können: Kennzeichnung - **EZ** / Einweichzeit.

Tipps: Benutzung des "Personal Blender"

Dieser kleine, handliche Mixer ist ideal für die Herstellung von cremiger Babynahrung aus rohen Zutaten. Da der Mixbecher nach der Befüllung umgedreht auf den Motor aufgesetzt wird, immer die Zutaten zuletzt einfüllen, die viel Feuchtigkeit enthalten. "Stopft" das Mixgut, den Becher abnehmen und schütteln. Anfangs immer nur pulsierend mixen. Eventuell etwas mehr Flüssigkeit zugeben. Greift das Mahlwerk, alle Zutaten 1 - 2 Minuten mixen bis alles cremig ist oder der gewünschten Konsistenz entspricht.

Rezeptvorschläge: Übersicht

1. Der *Obstbrei*: Erste feste Beikost parallel zum Stillen, während das Kind schon an Gemüsesaft (Möhren) gewöhnt ist. Wird gerne vormittags gegeben.
2. Der *Rohkost-Gemüsebrei* : Wird mittags gereicht.
3. *Getreidegerichte* (Rohkostqualität) nach Einführung von Gemüse- und Obstbrei zur Steigerung des Sättigungsgrades, eventuell als Abendmahlzeit.
4. *Grüne Smoothies*: Mixgetränke aus Obst und Gemüse; erst anbieten, wenn sich bereits ein vielfältiges Geschmackserleben ausgebildet hat; gut als Zwischenmahlzeit.
5. Der *Geburtstagspudding* (Rohkostqualität) zum 2. Geburtstag
6. Erste *gekochte Speisen* als Übergangsnahrung zur Familienkost

1. Der Obstbrei (**EZ** / braucht Einweichzeit !)

Die Reihenfolge der hier aufgeführten Obstbreie richtet sich nach dem Grad der Komplexität ihrer Zutaten. Die ersten Breie sind feiner und homogener. Auf diese Weise gewöhnt sich das Kind an den Geschmack von Apfel und Banane. Unbedingt nur ganz reifes, süßes Obst verwenden. Parallel wird weiter der Möhrensaft in ansteigender Menge gegeben.

<u>Apfelmus</u>
Eine kleine Menge eines dünn geschälten, reifen und milden Apfels wird für die Anfangskost mit etwas gut warmem Wasser zu einem feinen Mus gemixt (Personal Blender - kleiner Becher) und auf einem Warmhalteteller sogleich gereicht.

Apfel- Bananen- Brei
100g Apfel
50g Banane
Den Apfel in feine Scheiben schneiden, ebenso die Banane und alles eine halbe Minute lang cremig mixen.

Apfel- Mandelschaum
100g Apfel
50g Banane
1 Teelöffel Mandelmus
Den Apfel in feine Scheiben schneiden, ebenso die Banane und alles eine halbe Minute lang cremig mixen.

Leinsamen- Obstbrei (braucht Einweichzeit / **EZ**)
100g Apfel
50g Banane
50g Orange
1 Teelöffel goldgelber Leinsamen in der dreifachen Menge warmem Wasser einige Stunden lang einweichen. Das fein geschnittene Obst und den weichen Leinsamen miteinander 2 Minuten mixen.

Obstpüree (**EZ**)
100g Pfirsich, Aprikose, Reneklode o. ä.
50g Banane
50g Apfel
2 Teelöffel gekeimter Sesam
Das Obst in feine Scheiben schneiden und alles zusammen cremig mixen.

Grünes Mangopüree (**EZ**)
150g Mango
50g Banane
1/2 Teelöffel Spirulinapulver (oder 3 Spirulina-Presslinge)
1 Esslöffel gekeimte Sonnenblumenkerne
Alles zusammen cremig und "grün" mixen.

Zimtapfel
100g Apfel
100g Banane
1 Esslöffel Mandelmus,
1 Prise Zimt

etwas Orangensaft (frisch gepresst)
Hat das Kind genug Zähne, wird nicht mehr gemixt. Der Apfel wird fein gerieben, die Banane zerdrückt und mit Zimt, Orangensaft und Mandelmus verrührt.

Feigen Leckerli mit Mohn (**EZ**)
150g Apfel
2 getrocknete Feigen (eingeweicht)
1 Esslöffel Kokosraspeln (auf Rohkostqualität achten, enthält viel Selen)
1 Teelöffel Mohn (viel Calcium)
Kokosraspeln und Mohn trocken im Mixer (Personal Blender / kleiner Mixbecher) zerkleinern, Feigen kleingeschnitten über Nacht im Wasser einweichen und dann durch ein Sieb streichen (Kerne entfernen). Den Apfel fein reiben und alles vermischen oder zusammen mixen.

Mandarinenspeise (**EZ**)
50g Mandarine
50g Apfel
50g Banane
1 Teelöffel Mandelmus
1 Teelöffel Weinbeeren
1 bis 2 Walnüsse
Weinbeeren und Walnüsse über Nacht in Wasser einweichen und zuerst getrennt im Mixer zerkleinern. Das Obst klein schneiden und alles kurz mixen.

2. Der Rohkost-Gemüsebrei (**EZ** / braucht Einweichzeit !)

Möhren-Obst-Brei
50g Möhren
50g Banane
50g Apfel
einige Blätter der Brennnessel
2 bis 3 Esslöffel gut warmes Wasser
Möhre sauber bürsten und sehr fein reiben (Gemüsereibe), Banane und Apfel in dünne Scheiben schneiden, Blätter der Brennnessel fein schneiden; mit allen Zutaten und mit dem gut warmen Wasser (50 °C) ein bis eineinhalb Minute im Mixer einen feinen, cremigen Brei herstellen.

Möhren-Avocado-Brei
50g Möhren
50g Avocado
50g milder, süßer Apfel
einige Brennnesselblätter
wenig warmes Wasser
Möhren fein reiben, Brennnesselblätter fein schneiden, dann alle Zutaten ein bis zwei Minuten mixen.

Sesam öffne dich (**EZ**)
100g Möhren
100g Banane
2 Esslöffel frisch gekeimte Sesamsamen,
Reichlich Brennnesselblätter, eventuell 2-3 Blätter Zitronenmelisse
wenig warmes Wasser
Möhren fein reiben, Brennnesselblätter fein hacken, dann alle Zutaten ein bis zwei Minuten mixen.

Braunbär
50g Tomaten-Fleisch
50g Möhren
50g Avocado
50g Banane
Brennnesselblätter, eventuell Basilikumblätter
wenig warmes Wasser
Tomate kurz mit heißem Wasser überbrühen, kalt abschrecken und pellen. Die Kerne entfernen und fein schneiden, Avocadofleisch und Bananen in feine Scheiben schneiden, mit den grünen Blättern, der fein geriebenen Möhre und dem Wasser im Mixer eine Minute cremig mixen (oder einige Stückchen von Tomate und Avocado ungemixt klein geschnitten dazugeben).

Schmetterlingsraupe
50g Kohlrabi
50g Möhre
50g Banane
20g Salatblätter (einige zarte grüne)
50g Avocado
warmes Wasser

Die zarten Teile des Kohlrabi und der Möhre fein reiben. Banane in dünne Scheiben schneiden, Salat fein schneiden und alle Zutaten miteinander, ein bis eineinhalb Minuten mixen.

<u>Grashüpfer</u>
50g Blumenkohl
50g Avocado
50g Apfel
50g Banane
einige Brennnesselblätter, etwas vom zarten Blumenkohlblatt
wenig warmes Wasser
Blumenkohl fein schneiden, Zutaten wie gewohnt zerkleinern, dann alles mixen.

<u>Laubfrosch</u>
50g Fenchel und Fenchelgrün
50g Möhre
50g Banane
50g Salatblatt
1 Esslöffel Mandelmus
warmes Wasser
Zutaten wie gewohnt zerkleinern und dann alles mixen.

<u>Rosaroter Panter</u>
50g Rote Bete
50g Banane
100g Apfel
1 bis 2 Teelöffel Cocosöl (nativ) - eventuell anschmelzen
Ein wenig warmes Wasser
Zutaten wie gewohnt zerkleinern und dann alles 1 bis 2 Minuten mixen.

<u>Green Power (**EZ**)</u>
20g frische Spinatblätter (Freiland), oder Salatblätter
20g Alfalfa Sprossen
50g Avocado
50g Apfel
50g Banane
1 Esslöffel Sesamsamen gekeimt
etwas warmes Wasser
Alle Zutaten nicht zu fein mixen.

3. Getreidegerichte

Wir nehmen immer *nur vorgekeimtes Getreide.* Einweichzeit (**EZ**) beachten! Das ungekeimte Korn (Stärke) kann das Kind noch nicht verdauen, da es ohne Zähne noch nicht in der Lage ist, alles gut durchzukauen und einzuspeicheln. Wie schon erläutert wird durch das Keimen die Stärke in Zuckerbausteine umgewandelt, die problemlos von Kind verarbeitet werden können. Den Keimvorgang der Getreidekörner führen wir entweder selbst durch oder wir nehmen bereits vorgekeimtes Getreide, das man im Naturkostladen in getrockneter Form beziehen kann. Dadurch wird die Zubereitung wesentlich erleichtert, wenn auch die frisch geernteten Keime vitaler sind. Alle Getreidegerichte sollten erst nach der Eingewöhnung der Gemüse- und Obstbreie gefüttert werden (im Alter von über 12 Monaten).

<u>Bircher Müsli (**EZ**)</u>
1 gehäufter Esslöffel ganzer Hafer (vorgekeimt)
150g Apfel
1 Esslöffel Mandelmus
1 Teelöffel Sonnenblumenkerne (frisch gekeimt)
2 Teelöffel Weinbeeren (eingeweicht)
eventuell frisches Obst der Jahreszeit
Dieses Rezept lehnt sich weitgehend an die Originalrezeptur von Bircher-Benner an. Weinbeeren über Nacht einweichen. Hafer mittelgrob schroten oder auf der Flocken-Quetsche zu feinen Flocken verarbeiten und mit wenig warmem Wasser vorweichen (1 Stunde). Apfel klein schneiden und alle Zutaten kurz mixen. Um mehr zum Kauen anzuregen, wird der Apfel fein gerieben und darunter gemischt. Je nach Jahreszeit evt. eine weitere Obstsorte wie Himbeeren, Süßkirschen, Pfirsich, Trauben - gemixt oder zerdrückt hinzugeben. Eine wunderbare Morgen- oder Abendspeise, auch für Babys, die Breimahlzeiten schon gewohnt sind, als Ersatz einer Brustmahlzeit, sowie für Kinder jeden Alters, selbst für Erwachsene.
Laut *Dr. med. Bircher-Benner* und des Physiologen *Dr. Rubner*, ist das Bircher Müsli für Kinder und Erwachsene eine Nahrung, vom kalorischen- und energetischen Standpunkt aus gesehen, eine vollwertige, den Gesetzen des menschlichen Organismus entsprechende Nahrung. "*Ihr Gehalt an Vitaminen, organisch gebundenen Mineralstoffen und an natürlichen Geschmacksstoffen erfüllt die strengsten wissenschaftlichen Anforderungen und kann von keiner anderen Speise übertroffen werden.*" Eine Aussage, die vor gut 100 Jahren getroffen wurde und heute immer noch "in aller Munde" ist (das international geschätzte Birchermüsli). (*Wendepunkt Buch Nr. 1, von Dr. med. M. Bircher-Benner*).

Weizenkeimmüsli (**EZ**)
2 gehäufte Esslöffel frisch gekeimter Weizen
100 g Apfel
50g Banane
1 Teelöffel eingeweichter Leinsamen
1 getrocknete, ungeschwefelte Aprikose (eingeweicht)
1 Esslöffel Mandelmus
evtl. Walnüsse (eingeweicht)
Die frischen, selbstgezogenen Weizenkeime mit dem weichen Leinsamen vormixen. Aprikose, geschnittener Apfel, Banane und Mandelmus zugeben und alles kurz mixen. Bei kaufreudigen Kindern darf das Obst auch gröber sein.

Buchweizen Busserl (**EZ**)
Buchweizen ist eigentlich kein Getreide, auch wenn es hier eingeordnet ist, sondern eine alte Nutz- und Heilpflanze aus der Familie der Knöterichgewächse. Buchweizen ist Basen bildend, d. h. er ist reich an Mineralstoffen: In 100g stecken 140mg Magnesium, 3,5 mg Eisen, außerdem Calcium, Phosphor, die Vitamine wie B1, B2, B3, E, sowie Zink, Kupfer, Selen, Fluor und Kieselerde, und er versorgt uns mit mehrfach ungesättigten Fettsäuren und einer idealen Eiweißzusammensetzung von 10 %. Buchweizen ist glutenfrei und ein nahrhaftes, gut bekömmliches Lebensmittel für Kinder und Erwachsene.
2 gehäufte Esslöffel fertig gekeimter Buchweizen
100g Apfel oder Birne (weiche Williams o.ä.)
50g Banane
2 Teelöffel Mandelmus
Zimt
Ganzer Buchweizen, gründlich spülen, 6 Stunden in kaltem Wasser einweichen, abermals spülen und ohne Wasser keimen lassen (12 Stunden). Diesen Vorgang wiederholen, bis sich kleine Keime zeigen (2 bis 3 Tage).
Alle Zutaten mixen, oder den Apfel extra reiben und unterheben, wenn das Kind schon mehr Zähne zum Kauen hat.

Rohkostbrot Cracker (**EZ**)
Für Liebhaber der "klassischen" Brotsorten aus dem Backofen ist der hier vorgestellte Roh-Fladen aus gekeimtem Getreide eine völlig neue Erfahrung. Von Brot zu sprechen scheint weit hergeholt. Dennoch stellt er eine geballte Ladung wertvollster Nähr- und Vitalstoffe dar, wie es gebackenes Brot niemals liefern kann.

Erst anbieten, wenn das Kind gut und gerne kaut.
Die Herstellung von diesem Knäckebrot ähnlichen Fladen ist recht einfach. Sie werden, im Gegensatz zum üblichen Knäckebrot, keinerlei Hitze über 42 Grad ausgesetzt. Die Fladenstücke eigenen sich für ein Kind wunderbar zum darauf herumkauen, sie sind würzig im Geschmack und fördern die Gebissentwicklung.
1 große Tasse Weizen oder auch Roggen, sauber spülen und 12 Stunden im Wasser einweichen und 3 Tage keimen lassen. Dabei zweimal täglich spülen. Das gekeimte Getreide zweimal durch einen Gemüse/Fleischwolf geben. Den Teig mit den Händen ein paar Minuten kneten. Diesen Sprossenteig mit dem Nudelholz in Plätzchenform auswellen oder teelöffelweise auf Backpapier verteilen und flach streichen. Den Backofen auf niedrigste Temperatur (nicht über 50 Grad) einstellen und bei wenig geöffneter Tür ungefähr 8 Stunden trocknen (oder im Dörrgerät). Je dünner man das Brot auswalzt, um so schneller geht der Entzug des Wassers vor sich. Eine Tasse Sprossen ergeben etwa 250g wertvolles Rohkostbrot, das geschmacklich vielseitig verändert werden kann. Dazugemischt werden können Gewürze wie gemahlener Kümmel, Fenchel, Basilikum, Miso oder Hefeflocken, frische Sesam- und/ oder Sonnenblumen Keime, die mit durch den Gemüsewolf gegeben werden können oder fein geriebenes Gemüse wie Möhren, Sellerie, Fenchel, Kürbis. Bei älteren Kindern gehen auch getrocknete Oliven oder getrocknete Tomaten.

Getreide-Nuss-Naschwerk für kleine und große Kinder (**EZ**)
100g feines Schrotmehl, aus gekeimtem Getreide in trockener Form oder Braunhirse
100g Nüsse nach eigener Wahl, auch evtl. gemischt mit Kokosraspeln oder frisch gequetschtem Mohn
200g getrocknete Früchte wie Datteln, Feigen, Aprikosen, Mangos, Ananas, Pflaumen usw. über Nacht in ganz wenig Wasser eingeweicht
evtl. Gewürze wie Zimt, Vanille, Anis, Fenchel,
Alle Zutaten mischen und zweimal durch den Gemüsewolf lassen. Die fertige, teigartige Masse nach Belieben formen (Kugeln, Plätzchen, Schlangen) und trocknen lassen (haltbar). Diese Rezeptur hat eine weiche Konsistenz. Soll es bissfester sein, die Trockenfrüchte vorher nicht einweichen und um die Hälfte reduzieren. Auch den Getreideanteil um die Hälfte reduzieren.
Rezeptvorschlag: (festere Konsistenz)
50 g Datteln
50g Aprikosen
50g Walnüsse
50g Cashew-Kerne

50g Braunhirse oder anderes, vorgekeimtes trockenes Getreide
1 EL Zimt
1-2 EL Kokosraspeln (gemahlen) zum "Panieren"
Zubereitung siehe oben.
Stark macht stark!
Grundsätzlich gilt: Substanzielle, gehaltvolle Zutaten liefern eine starke Nahrung, welche die Ausbildung einer leistungsfähigen Verdauung und eines widerstandfähigen, starken Körpers befördern, im Gegensatz zur üblichen, weichgekochten, substanzlosen und der Natürlichkeit beraubten Nahrung.

4. Grüne Smoothies

Smoothies aus *Obst und grünem Blattgemüse* sind derzeit in aller Munde. Nicht umsonst, stellen sie doch eine einfache und effektive Möglichkeit dar, den vollen Nähr- und Vitalstoffgehalt der Zutaten weitgehend zu erhalten und leicht verdaulich zu machen. Sie sind die ideale Möglichkeit, viel grüne Blätter in die Nahrung einzubauen. Grüne Smoothies sind ausgesprochen nahrhaft, leicht verdaulich, ballaststoffreich, einfach herzustellen und im Kühlschrank mindestens 12 Sunden haltbar. Besonders betont werden muss ihr Gehalt an hochwertigem pflanzlichem Eiweiß und Vitamin-C, wenn man viele Wildkräuter verwendet (vor allem Brennnessel).

Die Kombination ist das Geheimnis! Durch das Blattgrün kann der Zucker der Früchte in Energie umgewandelt werden, und es gibt keine überfallartige Ausschüttung des Zuckers ins Blut, mit der Folge, dass der Blutzucker in die Höhe schnellt, um dann zu Fett und Säure aufgespalten zu werden. Dadurch tritt ein hoher, lang anhaltende Sättigungsgrad ein.

In der Kleinkindernährung werden Smoothies erst nach Erreichen etwa des 9. Lebensmonates angeboten, wenn das Kind einen Großteil der Geschmacksnote aus Gemüse und Obstbreien bereits kennt.

Um grüne Smoothies herzustellen benötigen wir:

Grünes Blattgemüse:
1. Grüne Wildkräuter wie Brennnessel, Löwenzahn, Spitzwegerich, Giersch, Vogelmiere, Taubnessel, Gänseblümchen- und Blatt und viele andere grüne Blätter. Bei Wildkräutern sollten eher die zarten, jungen Blätter verwendet werden.
2. Alle bekannten Salate, wie Batavia, Römer, Eichblatt, Rucola, Feldsalat, Postelein, Endivien, Kopfsalat

3. Frische Gartenkräuter als Ergänzung zu den Salaten wie: Blattpetersilie, Melisse, Dill usw.
4. Das Grün von Karotten, Rote Bete, Kohlrabi, Radieschen. Das normalerweise vom Menschen verschmähte Grün dieser Pflanzen ist viel vitalstoffreicher als die allseits beliebten Knollen und Wurzeln!
5. Zusätzlich zu dem grünen Blattgemüse können kleine Mengen von Alfalfa Sprossen gegeben werden.

Frische Früchte:
Alle frischen süßen Früchte sind für grüne Smoothies geeignet. Äpfel, Birnen und Bananen sind oftmals eine gute Mischung für den Einstieg. Bananen heben den leicht herben Geschmack der Wildkräuter auf und sollten im Smoothie für Baby und Kleinkinder immer dabei sein. Früchte können zu vielen weiteren Geschmackskombinationen verarbeitet werden. Avocados, Gurken und Tomaten sind botanisch betrachtet auch Früchte und für Smoothies wunderbar geeignet. Von den Trockenfrüchten ist Dattel, unbehandelt und in Rohkostqualität (eingeweicht) geeignet, um den Geschmack zu verbessern. Vom Apfel ist immer der ganze Apfel zu verwenden, die Apfelschale, das Kerngehäuse und die Kerne, denn die Kerne enthalten das wertvolle Amygdalin (Vitamin B17), einen seltenen und sehr wichtigen Vitalstoff in der Prävention und ernährungstherapeutischen Behandlung von Krebs.

Mixer:
Durch das hochtourige Mixen werden die Zellwände von Obst und Gemüse aufgebrochen und die Inhaltsstoffe können problemlos verdaut werden. Ein vergleichbarer Vorgang ereignet sich beim Kochen, doch kommt dann die Hitzeschädigung dazu. Den Mixer solange laufen lassen, bis alles fein und cremig ist.
Die meisten handelsüblichen Mixer werden bei zäheren Fasern nicht optimale Ergebnisse erzielen. Die Drehzahl sollte möglichst hoch sein (mind. 10 000 U/min). Es werden zur Smoothie-Zubereitung im Fachhandel diverse großvolumige Mixer angeboten (z.B. Vitamix). Für die Baby und Kleinkindernährung ist die Verwendung des kleineren "Personal Blenders" ideal.

<u>Grüne Smoothies: Basisrezept</u> (kann ganz nach Belieben verändert werden)
Grünes Blattgemüse
Brennnesselblätter
50g reifer Apfel
50g Banane
50 ml gut warmes Wasser

Alles zusammen cremig mixen und unbedingt löffelweise anbieten, nicht wie ein Getränk einfach hinunterschlucken. Erst so werden alle Nähr- und Vitalstoffe aufgenommen (Einspeicheln).

5. Geburtstagspudding (EZ)

200g Bananen (2 Stück)
200g Avocados (1 Stück)
250g frische Mango (oder ähnliche Frucht)
10-15 Blätter der Zitronenmelisse / oder Salatblätter
60g Kokosflocken
4 eingeweichte Datteln
Saft einer halben Zitrone
1 Prise echte Vanille
500g Früchte zum Garnieren, nach Wunsch und Jahreszeit

Kokosflocken im Blender (2-Zackmahlwerk) cremig mixen. Banane, Avocado und Mango, Kokoscreme, Datteln, Zitronensaft und Vanille sowie die grünen Blätter eine Minute cremig mixen. Die Masse ist jetzt puddingartig und kann sogar gestürzt werden. Da die Zubereitung nicht viel Zeit in Anspruch nimmt, soll diese unmittelbar vor dem Verzehr erfolgen. Für den Geburtstag wird der Pudding noch reichlich garniert: Frische Früchte, eventuell Kokosraspeln und vielleicht auch grüne Melissenblätter. Dieses Gericht ist eine vorzügliche Alternative zu jedem Kuchen, vor allem für kleine Kinder, aber auch Erwachsene mögen es gerne. Das Rezept ist für mindestens 6 Kinderportionen ausgelegt.
Anmerkung: Die Zutatenmenge lässt sich vom Volumen her im Personal Blender nicht auf einmal verarbeiten. Entweder in mehreren Portionen mixen oder größeres Gerät benutzen.

6. Gekochte Speisen

In der *traditionellen* Babynahrung wird Gemüse für Pürees und Breie praktisch immer gekocht. Dadurch gehen eine ganze Reihe wichtiger Nähr-, Vitalstoffe und Enzyme verloren. Die Angst vor Verdauungsproblemen bei Rohkost sitzt tief, ist aber dann unbegründet, wenn man weiß, dass die rohe Speise alle notwendigen Enzyme zu ihrer Verdauung mitbringt.

Es macht aber keinen Sinn, Gekochtes zu verteufeln und als wertlosen Ballast abzutun. Auch gekochte Pürees und Breie enthalten noch Bestandteile an Vitaminen, Mineral- und Vitalstoffen, wenn auch ihr Anteil wesentlich

gemindert ist. Viel problematischer ist, dass durch den Erhitzungsprozess der natürliche Verbund aller Bestandteile zerstört wurde. Dadurch sinkt der Informations- und Ordnungsgehalt der Speise stark ab. Der Wirkungsgrad und die Heilkraft der Nahrung wird praktisch zerstört und der Körper muss aus den eigenen Reserven schöpfen (reorganisieren).
Durch das Kochen wird auch die Geschmacksnote vieler Zutaten verändert, was für das Kind wieder prägend ist. Ein Kleinkind, das an gekochte Nahrung gewöhnt ist, wird sich möglicherweise schwer tun mit Geschmack und der Konsistenz von rohen Zutaten. Damit wird dem Kind eine wichtige Vitalstoffquelle genommen. Machen wir es also umgekehrt: Zuerst gewöhnen wir unser Kind an Rohkost, dann ergänzen wir eventuell mit Kochkost und leiten so über zu den Ernährungsgewohnheiten der Familie, an der das Kind dann immer mehr Anteil hat.

Die folgenden Rezepte sind als Übergangskost zu sehen. Das Kind wird oft recht früh bei den Speisen der Erwachsenen mitessen wollen.

<u>Kartoffeln gekocht</u>
2 kleine Kartoffeln
1 Teelöffel Butter
Kartoffeln sauber bürsten mit der Schale im Dampfeinsatz weich garen (20 -30 Minuten). Kartoffel pellen und mit der Butter, etwas Wasser oder Gemüsesaft zu Püree zerdrücken. Mit einer halben Menge rohem Gemüsebrei nach Wahl (siehe oben) anbieten.

<u>Hummus (Kichererbsenpaste) (**EZ**)</u>
Eine halbe Tasse fertig gekeimte Kichererbsen
2 Teelöffel Kokosöl/Sesammus/Mandelmus
Durch den Keimvorgang hat sich die Stärke abgebaut und auch die in den Hülsenfüchten enthaltenden Enzymhemmer (Trypsin). Die so vorbereiteten, Kichererbsen sind leicht verdaulich. Der Keimvorgang verwandelt die schwerverdauliche Hülsenfrucht in ein leichtverdauliches Gemüse. Der hohe Nährwert der Kichererbse kann jetzt auch in der Kleinkindernährung genutzt werden.

Gekeimte Kichererbsen in der doppelten Menge Wasser weich kochen (20 Minuten) und etwas abkühlen lassen, dann mit etwas Kochflüssigkeit pürieren und mit dem Öl vermischen. Hummus kann roh oder gekocht zubereitet werden und dann entweder süß (Obst) oder pikant (Gemüse) abgeschmeckt werden. Weitere Gewürze (Hefeflocken, Sojasoße, Miso, Kurkuma, Zwiebeln, Knoblauch) je nach Alter des Kindes zugeben. Mit einer halben Menge

Gemüsebrei oder Obstgericht nach Wahl (siehe oben) servieren. Hummus hat viel pflanzliches Eiweiß, Calcium, Magnesium, Eisen, Folsäure, Vitamin E.

Frühe Programmierung

Von gekochter Kost auf Rohkost umzusteigen ist für ein Kind wesentlich schwerer als umgekehrt! Ist der Geschmackssinn erst einmal auf Kochkost geprägt, wird das Kind bevorzugt danach verlangen. Ebenso verhält es sich bei Veränderungen der Nahrung durch Salzen, Würzen und Süßen. Wenn wir den Geschmackssinn unserer Kinder an roher Nahrung orientieren, naturbelassen im Geschmack, erschließen wir ihnen ein wesentlich breiteres Spektrum an wertvollster Nahrung. Später wird es beides kennen und frei wählen können.

Auszug aus einem Internetartikel am 13. März 2012: *„Gesunde Produkte für Kinder herzustellen um diese ans Kind zu bringen, lohnt sich nicht. Die Hersteller haben betriebswirtschaftlich großes Interesse daran, die Kinder so früh wie möglich auf Junk-Food zu programmieren und dabei mit Comicfiguren und Spielzeugbeigaben zu verlocken"*. Junk-Food, Fast-Food, Fertigpizza, Pommes und Co. sind zu stark gesalzen, überwürzt und von künstlichen Aromastoffen durchtränkt, optisch und geschmacklich designet und mit Geschmacksverstärkern versehen, die Suchtverhalten auslösen. Leider haben ähnliche Geschmacksvarianten in die heimische Küche Einzug gehalten, wo schon das Kleinkind damit in Berührung kommt. Wir müssen wissen, was wir tun und was wir wollen oder nicht.

„Kaufe nichts, wofür Werbung gemacht wird", lautet ein guter Ratschlag von Dr. med. Bruker".

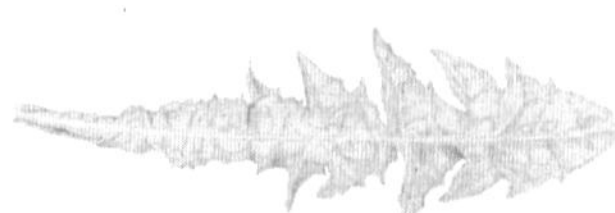

Zum "Nachtisch" abschließende Gedanken

Auf der Suche nach der besten Nahrung für uns und unsere Kinder bin ich vielen Wahrheiten begegnet. Neben den Empfehlungen der Deutschen Gesellschaft für Ernährung (DGE), die als offizielles Sprachrohr der jeweils aktuellen Ernährungsforschung fungiert, streiten eine Vielzahl unterschiedlichster Ernährungsmodelle um den besten Weg. Was vor Jahren noch als Wahrheit propagiert wurde, sieht heute schon ganz anders aus (Veränderung der offiziellen Ernährungspyramide). Was soll man glauben, an was sich ausrichten?

"Die Wahrheit ist ein pfadloses Land", dieser Ausspruch des Philosophen Krishnamurti gibt die Richtung vor. Kein Weg ist der einzig richtige, keine Spur ist die beste und kein Wegweiser der sicherste. Die Wahrheit muss ertastet und auf sich selbst abgestimmt werden. Wenn man vorbehaltlos, ohne jegliche Wertung, alle maßgeblichen Informationen sichtet findet man Spuren der Wahrheit, die man addiert und multipliziert. Ans Ziel kommt man wohl nie, aber man kann dem Weg eine Richtung geben. Für mich steht in der Summe aller Fakten die Natur als Lehrmeister im Zentrum der Wahrheit. Unsere hochentwickelte Naturwissenschaft bemüht sich redlich, alles zu durchschauen und letztendlich kontrollieren zu können. Nicht ohne Erfolge, aber auch mit schweren Niederlagen. Der Gesundheitsstand der Bevölkerung ist weltweit katastrophal (eklatante Zunahme schwerster, chronischer Krankheiten). Das Experiment "Zivilisationskost" ist gründlich gescheitert, wenn es auch die meisten noch nicht so sehen.

Für unsere Kinder können wir einen neuen Weg eröffnen. Durch eine naturgemäße Ernährung, frei von denaturierten Lebensmitteln, frei von Massentierhaltung und der Barbarei industrieller Massentötung, frei von Umweltgiften und ohne Zerstörung unserer natürlichen Ressourcen könnten wir ein gesunderes Leben führen.

Das Schöne an unserer Zeit ist die Freiheit uns entscheiden zu können. Niemand hindert uns daran, unser Ernährungsverhalten zu ändern, ein üppiges Nahrungsmittelangebot lässt die freie Wahl. Der einzige, der uns in Gefangenschaft hält, sind wir selbst, unser dominantes Ego, geprägt in seinen Vorlieben und Gelüsten von Kindheit an.

Lasst euer Kind der Anlass sein, neu zu beginnen.

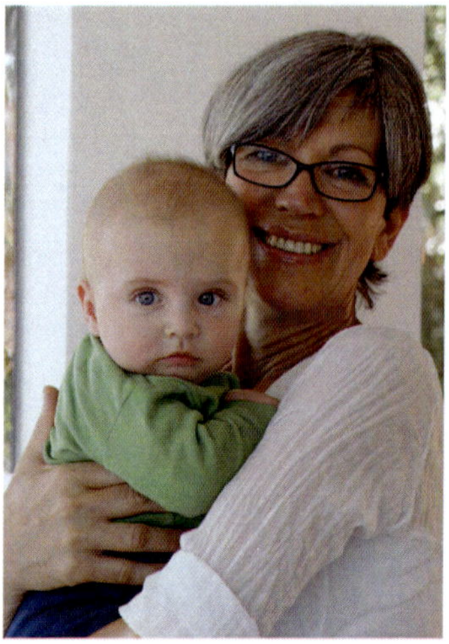

Marianne Niederer, geboren 1957, beschäftigt sich schon seit ihrer Jugend mit Fragen einer gesunden Ernährung. Aufgewachsen auf einem Bauernhof in Niedersachsen entschied sie sich schon mit 15 Jahren für eine vegetarische Ernährung entgegen den Gewohnheiten ihrer Familie.

Im Naturheilsanatorium Hartung im Harz wurde ihr schon mit 18 Jahren die Leitung der Küche anvertraut. Später war sie als Reformhausfachverkäuferin tätig und eröffnete im Jahre 2004 ihr eigenes Reformhaus. Weitere Ausbildungsschwerpunkte: dfa-Fastenleiterin nach Dr. Lützner, DGE Diät- und Ernährungsberaterin, Heilpflanzen- und Naturheilkundebraterin sowie Visagistin und Naturkosmetikerin. Schon ein Leben lang beschäftigt sie sich auch mit psychologisch-philosophischen Lebensfragen der Ganzheitlichkeit unserer Existenz. Ihre Hauptaufgabe sieht Marianne Niederer aber in ihrer Rolle als Mutter von sechs Kindern, die nach ihren Überzeugungen in Sachen Ernährung und Erziehung aufgewachsen sind. Ihre Eigenstudien in allen Belangen einer gesunden Ernährung trieb sie unentwegt voran, möglichst vorbehaltlos gegenüber den unterschiedlichen Strömungen und Ausrichtungen. Angeregt durch die Schwangerschaften ihrer beiden ältesten Töchter entschloss sie sich, all ihr Wissen aufzuschreiben, um es so an die nächste Generation weiter zu geben. Diesem Buch über die Ernährung des Kleinkindes liegt ihre umfangreichere Schrift "INPUT-Ernährung/Basics - Das Software Prinzip" zu Grunde. Dort setzt sie sich systematisch mit der Wertigkeit von Nahrungsmitteln auseinander unter Einbeziehung der Biophotonen-Forschung von Prof. Dr. A. Popp und vermittelt wertvolle Bausteine für eine vollwertige, vegetarische Ernährungsweise ohne tierisches Protein aus einer weitgehend neuen Perspektive. Sie legt großen Wert auf eine in allen Belangen naturgemäße Lebensweise. Ihre großen Vorbilder sind die Klassiker der modernen Ernährungsforschung: Allen voran Dr. med. Max Bircher-Benner sowie Prof. Dr. med. Werner Kollath, Walter Sommer und Arnold Ehret.

Marianne Niederer lebt mit ihrem Mann in Oberschwaben.

Weitere Informationen und Kontakt: *www.input-ernährung.de*

Buchvorstellung:
Grundlagenwerk von Marianne Niederer

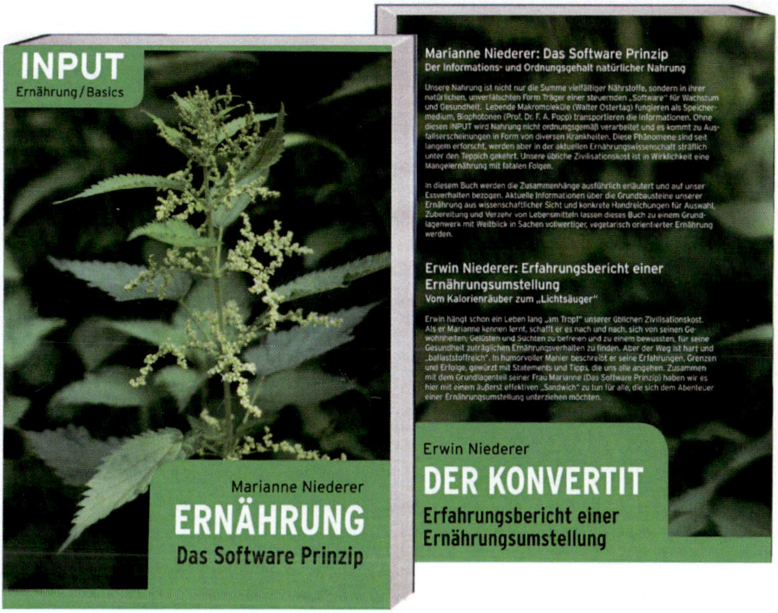

ISBN 9783848228027 (336 Seiten / Broschur) 22,90 €

Mit einem Vorwort von ***Dr. med. Andres Bircher*** / *Schweiz*

INPUT Ernährung / Basics - DAS SOFTWARE PRINZIP

Der Informations- und Ordnungsgehalt natürlicher Nahrung

Das Software Prinzip

Unsere Nahrung ist nicht nur die Summe vielfältiger Nährstoffe, sondern in ihrer natürlichen, unverfälschten Form Träger einer steuernden "Software" für Wachstum und Gesundheit. Lebende Makromoleküle (Walter Ostertag) fungieren als Speichermedium, Biophotonen (Prof. Dr. F. A. Popp) transportieren die Informationen. Ohne diesen INPUT wird Nahrung nicht ordnungsgemäß verarbeitet und es kommt zu Ausfallerscheinungen in Form von diversen Krankheiten. Diese Phänomene sind seit langem erforscht, werden aber in der aktuellen Ernährungswissenschaft sträflich unter den Teppich ge-

kehrt. Unsere übliche Zivilisationskost ist in Wirklichkeit eine Mangelernährung mit fatalen Folgen.
In diesem Buch werden die Zusammenhänge ausführlich erläutert und auf unser Essverhalten bezogen. Aktuelle Informationen über die Grundbausteine unserer Ernährung aus wissenschaftlicher Sicht und konkrete Handreichungen für Auswahl, Zubereitung und Verzehr von Lebensmitteln lassen dieses Buch zu einem Grundlagenwerk mit Weitblick in Sachen vollwertiger, vegetarisch orientierter Ernährung werden.

. . . . Inklusiv 50 Seiten Erfahrungsbericht einer Ernährungsumstellung:
DER KONVERTIT (Erwin Niederer) *Vom Kalorienräuber zum Lichtsäuger*

Erwin hängt schon ein Leben lang "am Tropf" unserer üblichen Zivilisationskost. Als er Marianne kennen lernt schafft er es nach und nach, sich von seinen Gewohnheiten, Gelüsten und Süchten zu befreien und zu einem bewussten, für seine Gesundheit zuträglichen Essverhalten zu finden. Aber der Weg ist hart und "ballaststoffreich". In humorvoller Manier beschreibt er seine Erfahrungen, Grenzen und Erfolge, gewürzt mit Statements und Tipps, die uns alle angehen. Zusammen mit dem Grundlagenteil seiner Frau Marianne (Das Software Prinzip) haben wir es hier mit einem äußerst effektiven "Sandwich" zu tun für alle, die sich dem Abenteuer einer Ernährungsumstellung unterziehen möchten.

Einblicke in das Buch und weitere Informationen *www.input-ernährung.de*

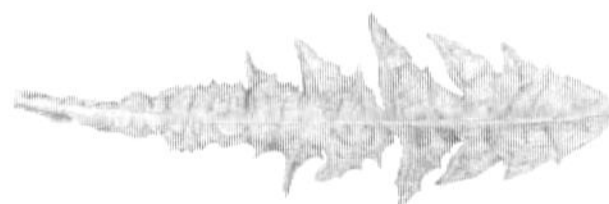

Literaturangaben

Aicher, Gisela / Keime, Sprossen, Grünkraut
Schnitzer Verlag

Boutenko, Victoria / Die Vital-Rohvolution
Omega-Verlag

Bruker, Dr. med. M.O. / Zucker, Zucker
emu-Verlag

Bartussek, Dr. Alfred / Der chronische Darmschaden
Braumüller-Wien

Bircher-Benner, Dr. med. M. / Eine neue Ernährungslehre
Wendepunkt-Verlag

Bircher-Benner, Dr. med. M. / Kinderernährung
Wendepunkt-Verlag

Bircher, Dr. med. Max Edwin / Säuglingsernährung mit Fruchtmilch
Wendepunkt-Verlag

Bruker, Dr. med. M. O. / Biologischer Ratgeber für Mutter und Kind
bioverlag gesundleben

Burggrabe, Dr. Hilmar u. Strauß, Dr. Markus / Trinkwasser und Säure-Basen-Balance / Leben im Gleichgewicht (naturaviva-Verlag)

Cousens, Gabriel / Ganzheitliche Ernährung und ihre spirituelle Dimension
Hans-Nietsch-Verlag

Campbell, T. Colin u. Thomas M. / China Study
Verlag systemische Medizin

Collier, Dr. med. Renate / Milch Allergie
Verlag Ganzheitliche Gesundheit

Dorschner, Dr. med. Friedrich / Milch - Quelle der Gesundheit oder Krankheit?
Waldthausen-Verlag

Dorschner, Alfred / Naturheilkunde - der Weg für dich
Ullrich-Verlag

Erckenbrecht, Irmela / Das vegetarische Baby
pala-Verlag

Grimm, Hans Ulrich / Die Ernährungsfalle
Heyne-Verlag

Haller, von, Albert / Macht und Geheimnis der Nahrung
bioverlag gesundleben

Haller, von, Albert / Gefährdete Menschheit
Hippokrates-Verlag

Hochstrasser, Dr. Urs / Kinderernährung - lebendig und schmackhaft
Verlag Ernährung & Gesundheit

Heiß, Erich / Wildgemüse und Wildfrüchte
Lebenskunde-Verlag Düsseldorf

Konz, Franz / Der große Gesundheitskonz
Universitas-Verlag

Kenton, Leslie und Susannah / Kraftquelle Rohkost
Heyne-Verlag
Kulvinskas, Viktoras / Leben und Überleben, Kursbuch ins 21. Jahrhundert
F. Hirthammer-Verlag
Kühne, Petra / Säuglingsernährung
Arbeitskreis für Ernährungsforschung e.V.
Leitzmann, Claus und Keller Markus / Vegetarische Ernährung
UTB
Müller-Burzler, Henning / Methusalem Ernährung
Windpferd-Verlag
Markowitz, Elysa / Mix it!
Winfried Holler Verlag
Mayr, Dr. Franz X. / Schönheit und Verdauung
Verlag neues Leben
Mohr, Paul / Leben mit gesundem Darm
Dr. Werner Jopp-Verlag
Mutter, Dr. med. Joachim / Gesund statt chronisch krank
fit fürs Leben-Verlag
Ostertag, Walter / Lebende Makromoleküle als Lebenselixier
Humata-Verlag
Opitz, Walter / Befreite Ernährung
Hans-Nietsch-Verlag
Opitz, Walter / Ernährung für Mensch und Erde
Hans-Nietsch-Verlag
Robbins, John / Food Revolution
Hans-Nietsch-Verlag
Popp, Fritz-Albert / Die Botschaft der Nahrung
Zweitausendeins-Verlag
Pollmer, Udo / Prost Mahlzeit - krank durch gesunde Ernährung
Kiepenheuer & Witsch
Sandler, Dr. med. B. / Vollwerternährung schützt vor Kinderlähmung und
Viruserkrankungen / emu-Verlag
Sommer, Walter / Das Urgesetz anderen der natürlichen Ernährung
Walter Sommer-Verlag
Shelton, Dr. Herbert M. / Richtige Ernährung mit natürlicher Nahrung
Waldthausen Verlag
Thorbrietz, Dr. Petra / Gesundheit aus dem Darm
Zabert Sandmann-Verlag
Wolfe, David / Die Sonnendiät
Goldmann-Verlag
Wall, Ursula / Bio-Baby
Zweitausendeins-Verlag

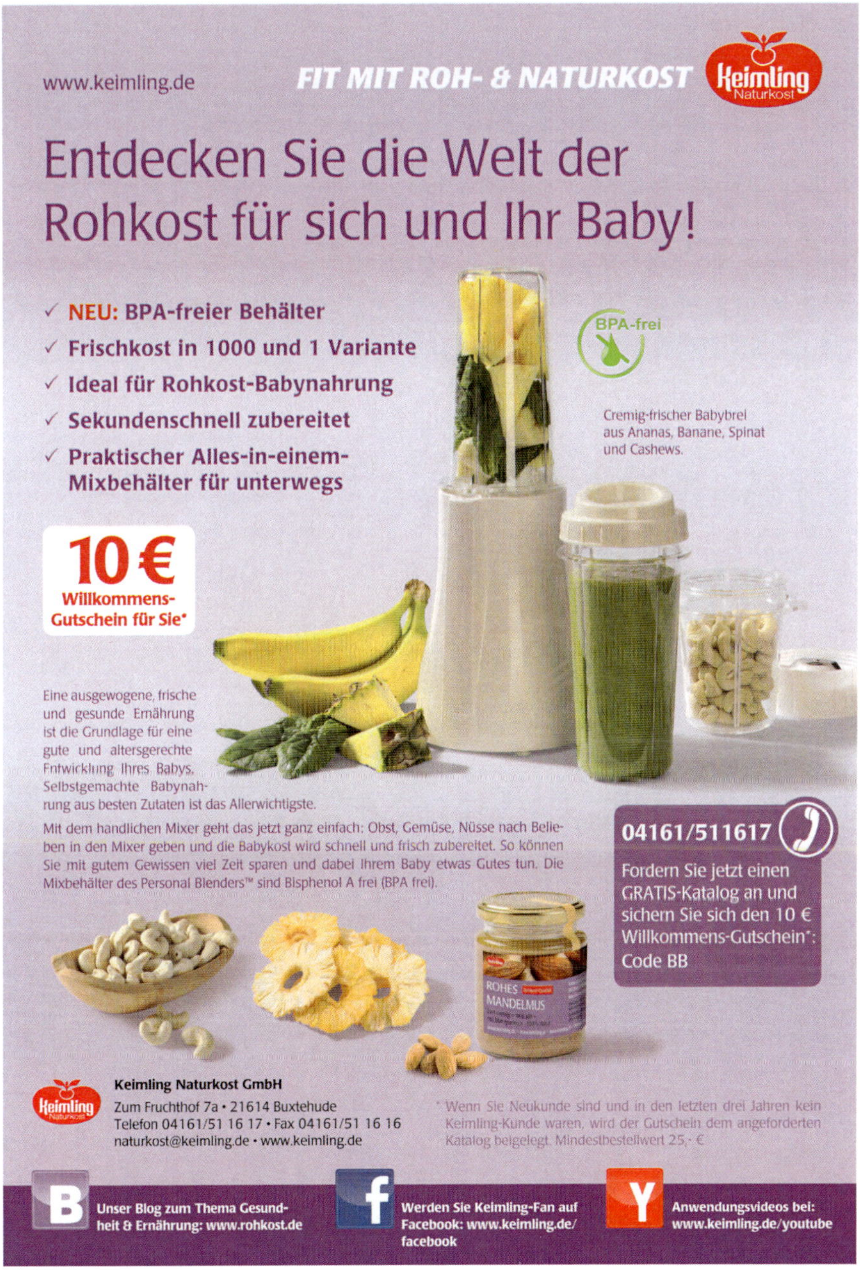
www.keimling.de
FIT MIT ROH- & NATURKOST
Keimling Naturkost
Entdecken Sie die Welt der Rohkost für sich und Ihr Baby!
✓ NEU: BPA-freier Behälter
✓ Frischkost in 1000 und 1 Variante
✓ Ideal für Rohkost-Babynahrung
✓ Sekundenschnell zubereitet
✓ Praktischer Alles-in-einem-Mixbehälter für unterwegs
BPA-frei
Cremig-frischer Babybrei aus Ananas, Banane, Spinat und Cashews.
10 € Willkommens-Gutschein für Sie*
Eine ausgewogene, frische und gesunde Ernährung ist die Grundlage für eine gute und altersgerechte Entwicklung Ihres Babys. Selbstgemachte Babynahrung aus besten Zutaten ist das Allerwichtigste.
Mit dem handlichen Mixer geht das jetzt ganz einfach: Obst, Gemüse, Nüsse nach Belieben in den Mixer geben und die Babykost wird schnell und frisch zubereitet. So können Sie mit gutem Gewissen viel Zeit sparen und dabei Ihrem Baby etwas Gutes tun. Die Mixbehälter des Personal Blenders™ sind Bisphenol A frei (BPA frei).
04161/511617
Fordern Sie jetzt einen GRATIS-Katalog an und sichern Sie sich den 10 € Willkommens-Gutschein*: Code BB
ROHES MANDELMUS
Keimling Naturkost GmbH
Zum Fruchthof 7a • 21614 Buxtehude
Telefon 04161/51 16 17 • Fax 04161/51 16 16
naturkost@keimling.de • www.keimling.de
* Wenn Sie Neukunde sind und in den letzten drei Jahren kein Keimling-Kunde waren, wird der Gutschein dem angeforderten Katalog beigelegt. Mindestbestellwert 25,- €
Unser Blog zum Thema Gesundheit & Ernährung: www.rohkost.de
Werden Sie Keimling-Fan auf Facebook: www.keimling.de/facebook
Anwendungsvideos bei: www.keimling.de/youtube

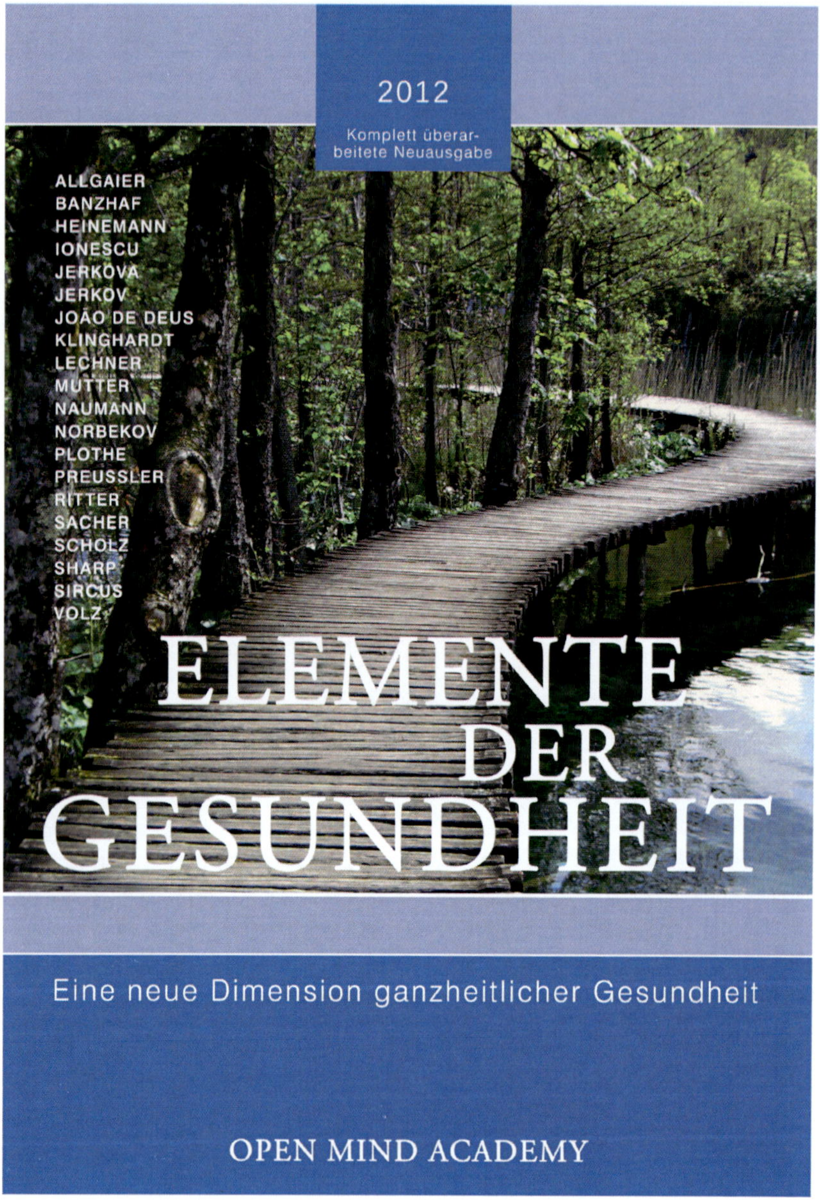

ISBN 978-3-9814759-0-6

www.ulrich-volz-stiftung.de
www.open-mind-academy.net

INPUT Ernährung / Baby

FSC
www.fsc.org
MIX
Papier aus verantwortungsvollen Quellen
Paper from responsible sources
FSC® C105338

Dieses Buch ist meinen sechs Kindern gewidmet: Pia, Maren, Ruven, Anna, Oliver und Kai und allen Enkelkindern, die schon geboren sind und die noch kommen möchten.